LE GÉNOME
humain

LE GÉNOME
humain

UNE RESPONSABILITÉ SCIENTIFIQUE ET SOCIALE

sous la direction
de Marcel J. Mélançon
et Raymond D. Lambert

LES PRESSES DE L'UNIVERSITÉ LAVAL
Sainte-Foy, 1992

Données de catalogage avant publication (Canada)

Vedette principale au titre :

Le Génome humain : une responsabilité scientifique et sociale

Actes d'un colloque tenu dans le cadre du Congrès de l'ACFAS, à l'Université de Sherbrooke, le 22 mai 1991.

Comprend des références bibliographiques.

ISBN 2-7637-7298-6

1. Génétique humaine – Congrès. 2. Bioéthique – Congrès. 3. Cartes chromosomiques humaines – Congrès. 4. Code génétique – Congrès. 5. Génétique médicale – Congrès. I. Mélançon, Marcel J. II. Lambert, Raymond D. III. Association canadienne-française pour l'avancement des sciences. Congrès (59e : 1991 : Université de Sherbrooke).

QH431.G46 1992   573.2′1   C92-096597-0

Couverture : Bellemare Communication visuelle

Conception graphique : Norman Dupuis

Révision linguistique : Dominique Johnson

Préface

Mille neuf cent quatre-vingt-douze! Peut-on rêver d'une meilleure année pour écrire la préface d'un livre sur le génome humain? C'est le 500ᵉ anniversaire de l'année où l'homme Colomb partit à la découverte de son monde et redécouvrit, au bout de la mer, sa ronde finitude. À ce voyage remonte notre compréhension de l'univers fini, notre vision de ce monde sphérique progressivement devenu notre planète bleue. Unique vaisseau spatial de l'humanité, lieu étroit où la solidarité devient la condition ultime, essentielle et incontournable de la vie. Cette aventure de Christophe Colomb habite peut-être nos mémoires comme la découverte d'un ailleurs où s'évadent nos rêves ; en fait, elle détruit ces rêves d'évasion en nous montrant un réel fini, seul creuset des responsabilités individuelles et collectives. La découverte de l'Amérique, c'est l'homme qui occupe tout son espace, mais c'est aussi le début d'un monde fini qui nous renvoie à nos univers intérieurs.

Ainsi, la lecture du génome humain sera une aventure qui finira en finitude et en espérance. Elle nous entraînera dans un semblable voyage à travers l'immensité de la complexité de l'homme. Ce voyage débouchera sur une terre où liberté et déterminisme se retrouveront face à face. L'horizon nous promet une vision nouvelle de l'homme. Verrons-nous un homme asservi, habité de contraintes, anciennes et nouvelles, qui nous sembleront plus inéluctables parce que mieux connues? Nous mirerons-nous dans un miroir sombre et glacé, tout de mécanique, prison ultime du soi? Ou bien intuitionnerons-nous cette matière merveilleuse et multiforme à travers laquelle la vie coule, souple comme un fluide, source d'espérance biologique et humaine? Trouverons-nous enfin tout simplement ce que nous aurons mis dans cette quête nouvelle?

Déchiffrer ce dictionnaire de mots biologiquement signifiants, ce gigantesque programme d'informatique comprenant des milliers de lignes rédigées dans une langue étrange, sera un effort extraordinaire. Les Champollions de la biologie ont déjà compris son alphabet et sa grammaire. Nous sommes devant le grand livre ouvert, à la première page. Fascinantes et dangereuses introspections! Le long ruban d'information qui anime notre histoire biologique de la conception jusqu'à la mort, qui explique nos caractères, nos forces et nos susceptibilités, et qui fonde l'unicité de nos personnes, se déroule devant nous. C'est en définitive le lieu fidèle mais pourtant plastique de nos aventures personnelles. Lire ce livre sacré de notre genèse, c'est exposer le fondement biologique de l'homme, comprendre mieux sa parenté avec la biosphère, éclairer ses relations avec son environnement pris au sens le plus large. C'est repousser, sans les effacer, les frontières de notre mystère. Mais la vie ne se résout pas en molécules ni en messages : le mystère ne disparaîtra pas au bout du chemin.

L'aventure nous promet une nouvelle maîtrise de notre destin biologique, une meilleure compréhension de nous-mêmes, une lecture plus fine du cadre fini de nos libertés. Elle nous permettra de soulager et de guérir, mais aussi peut-être de contrôler et d'asservir. Elle portera son poids de souffrance accompagnant son capital de délivrances. Cela sera une des grandes œuvres intellectuelles de l'humanité, faite des mille patiences. Déjà le lecteur reste petit devant le texte, majestueux et sacré, de ce patrimoine biologique collectif de l'humanité, maintenant intelligible à un petit nombre d'initiés. Comment diffuserons-nous ce savoir qui nous possède plus qu'il nous appartient ?

Certains biens de culture font partie du legs universel de l'humanité. Ainsi les pyramides des pharaons ou des Mayas, Machu Pichu, Angkor Vat, Kyoto, Chartres, Québec appartiennent au capital culturel universel. Chaque nation apporte son témoignage et son offrande et est fière de sa participation. Ces œuvres témoignent de l'homme au-delà des races ou des frontières. Nulle culture ne désire être exclue de ce répertoire des expressions humaines, et chacun s'enrichit de la diversité qui raffermit les identités. De même, la lecture des chromosomes humains appelle toutes les nations à un travail sacré. Aucun marchandage, aucune propriété exclusive, aucune chasse gardée ne doit entraver l'accès de chacun à cette information. Et personne ne devra modifier ce texte autrement que dans un geste de consensus qui guérit ou qui restaure. Pourra-t-on s'entendre là-dessus et se faire réciproquement confiance ? Cette lecture établira-t-elle une solidarité nouvelle et assurera-t-elle un nouveau respect de nos différences ?

À l'aube de ce nouveau voyage de Colomb, il nous faut faire un difficile acte de foi en l'homme, alors qu'il s'approche de lui-même. Le lecteur sera-t-il respectueux ou sacrilège ? Aimerons-nous assez ce que *nous sommes pour accepter le message de ce livre ? Sur cet océan de questions, notre caravelle est déjà partie. Ce livre en présente quelques-unes à nos intelligences et à nos consciences.*

Le président du Fonds de la recherche
en santé du Québec,
Patrick Vinay

Remerciements

Nous tenons à remercier vivement de leur collaboration à la réalisation de cet ouvrage :

- le Conseil de recherches en sciences humaines du Canada (CRSH), qui a subventionné la tenue du colloque « Cartographie et séquençage du génome humain : la responsabilité scientifique et sociale ». Il a également subventionné en partie la publication des communications présentées à ce colloque ;

- le Fonds de recherches en santé du Québec (FRSQ), qui a accordé une aide financière pour la publication du présent ouvrage ;

- l'Association canadienne-française pour l'avancement des sciences (ACFAS), qui a accueilli le colloque à l'occasion de son 59e Congrès annuel, tenu en mai 1991 à l'Université de Sherbrooke ;

- le Consulat général de France à Montréal, qui a contribué à faire venir un conférencier de Paris pour le colloque ;

- le Collège de Chicoutimi, qui a collaboré de diverses manières à la préparation du colloque ainsi qu'à la publication du présent ouvrage ;

- Emploi et Immigration Canada, Division Saguenay, programme « Défi 91 », qui a accordé un assistant étudiant pour travailler au projet durant l'été 1991 ;

- le docteur Richard Gagné, médecin généticien au CHUL, qui a présidé la session et le premier débat du colloque ;

- madame le juge Michèle Rivet, présidente du Tribunal des droits de la personne du Québec, qui a présidé la session de l'après-midi du colloque ;

- mesdames et messieurs les conférencières et conférenciers dont la communication paraît dans cet ouvrage ;

– madame Claudine Roduit (Chicoutimi), qui a assuré la transcription des textes à partir des enregistrements sur bande vidéo, ainsi que la saisie et le traitement des textes ;

– monsieur Samuel Mélançon (Chicoutimi), qui a procédé à l'enregistrement du colloque sur bande vidéo à l'Université de Sherbrooke et a assisté madame Roduit dans la transcription des textes ;

– madame Danielle Guimond, secrétaire au Centre de recherche du CHUL, qui a collaboré à la préparation du colloque.

Liste des collaborateurs

DALLAIRE, Louis, médecin généticien au Centre de recherche de l'hôpital Sainte-Justine, Montréal, et professeur titulaire de pédiatrie à l'Université de Montréal

DAUSSET, Jean, généticien, Prix Nobel de médecine, président du Mouvement universel de la responsabilité scientifique (MURS) et président du Centre d'études sur le polymorphisme humain (CEPH)

DEGOS, Laurent, médecin généticien à l'hôpital Saint-Louis, Paris, et vice-président du MURS

DUFRESNE, Jacques, philosophe et président de L'AGORA, Ayers' Cliff (Québec)

GAGNÉ, Richard, médecin généticien au Centre hospitalier de l'Université Laval (CHUL), Québec, professeur titulaire au Département de médecine de l'Université Laval et codirecteur du Groupe de recherche en génétique et éthique du Québec

IGLÉSIAS, Juan Roberto, sous-ministre associé au ministère de la Santé et des Services sociaux du Québec

KNOPPERS, Bartha Maria, juriste, professeure agrégée à la Faculté de droit de l'Université de Montréal

LAMBERT, Raymond D., biologiste au Centre de recherche en ontogénie et reproduction du CHUL, Québec, et professeur titulaire au Département d'obstétrique-gynécologie de l'Université Laval

LECLERC, Bruno, philosophe (éthique), professeur au Département de philosophie du Collège de Rimouski et codirecteur du Groupe de recherche en génétique et éthique du Québec

LIPPMAN, Abby, épidémiologue, professeure agrégée au Département d'épidémiologie et de biostatistique de l'Université McGill, Montréal

MÉLANÇON, Marcel J., philosophe (éthique), professeur au Département de philosophie du Collège de Chicoutimi et directeur du Groupe de recherche en génétique et éthique du Québec

NOOTENS, Suzanne, médecin juriste, professeure agrégée à la Faculté de droit de l'Université de Sherbrooke et membre du Groupe de recherche en génétique et éthique du Québec

POTHIER, François, biologiste au Centre de recherche du CHUL, Québec, et professeur adjoint au Département de zootechnie de l'Université Laval

VANDELAC, Louise, sociologue, professeure agrégée au Département de sociologie de l'Université du Québec à Montréal

VILLEDIEU, Yanick, journaliste scientifique et animateur de l'émission radiophonique « Aujourd'hui la science », Radio-Canada

Présentation

Le Projet de cartographie et de séquençage du génome humain (HUGO, *Human Genome Organization*) est en cours. Il a pour objectif de cartographier et de séquencer quelque trois milliards de paires de bases contenues dans environ 100 000 gènes répartis sur les 46 chromosomes qui composent le génome humain. Il nécessite au moins trois milliards de dollars et monopolise les efforts de chercheurs et de centres de recherche dans divers pays technologiquement avancés.

Des enjeux scientifiques, éthiques et sociaux

Depuis son lancement, le projet fait l'objet d'une controverse. Les espoirs qu'il soulève sont grands, mais les craintes ou risques qu'il suscite sont élevés. Les écrits scientifiques ou de vulgarisation témoignent des enjeux en cause. D'une part, on soutient que les connaissances fondamentales acquises sur le génome humain auraient des retombées scientifiques incalculables, notamment en génétique médicale. Elles donneraient l'occasion, par exemple, de développer des techniques d'intervention thérapeutique pour corriger des gènes déficients qui s'expriment dans diverses maladies génétiques, héréditaires ou non. D'autre part, on reconnaît, dans la communauté scientifique et chez le public averti, qu'il y a des risques qu'on intervienne à des fins non thérapeutiques : le risque de récupération des connaissances acquises et des techniques d'intervention utilisées à des fins non médicales, voire à des visées eugénistes ; le risque de prise de contrôle sur le corps humain et de commercialisation du matériel génétique humain, ou encore le risque, à long terme, de modifier le génome humain et de le reprogrammer dans des buts autres que médicaux. Par delà l'acquisition des connaissances fondamentales et le développement des technologies, il est donc question d'un projet de société à déterminer et de repères normatifs à formuler.

Des chercheurs de diverses disciplines se sont penchés dans plusieurs pays sur ces enjeux scientifiques, éthiques et sociaux majeurs qui interpellent la responsabilité des scientifiques et de la société. Des recherches scientifiques en génétique sont faites dans plusieurs pays, dont le Canada et le Québec où elles portent, entre autres, sur le séquençage et la cartographie de certains gènes (par exemple la localisation du gène de la fibrose kystique), sur la mise au point de marqueurs génétiques, sur le développement de tests diagnostiques et sur des techniques moléculaires d'identification des porteurs hétérozygotes de certaines génopathies. La technologie de production d'animaux transgéniques, c'est-à-dire de bonification du matériel génétique, se raffine de plus en plus chez les animaux de laboratoire et commence même à être appliquée aux animaux de ferme. Par ailleurs, des chercheurs en sciences humaines ou des groupes de recherche multidisciplinaires évaluent, du point de vue éthique, juridique et social, l'acquisition des connaissances et le développement des technologies en génétique humaine.

Un colloque multidisciplinaire québécois

Les responsables de la branche québécoise du Mouvement universel pour la responsabilité scientifique (MURS-Québec), conscients des enjeux du projet HUGO, ont vu la nécessité de tenir un colloque multidisciplinaire et un débat au Québec, à l'occasion de la réunion de fondation du MURS-Québec. Ce colloque s'est tenu lors du 59e Congrès annuel de l'Association canadienne-française pour l'avancement des sciences (ACFAS), à l'Université de Sherbrooke, le 22 mai 1991.

Ce colloque réunissait des experts en sciences, notamment en génétique, et en sciences humaines pour faire le point sur le développement techno-scientifique en la matière et pour mesurer l'impact social de l'acquisition de ces connaissances et de l'application de ces technologies à l'humain. Ainsi, les enjeux scientifiques, juridiques, éthiques, politiques et sociaux ont été discutés de façon multidisciplinaire sous l'angle de la responsabilité scientifique et sociale.

L'ouvrage

La clientèle visée et atteinte par un colloque reste toujours limitée aux participants. D'où la nécessité, dans un domaine aussi important que celui de l'analyse du génome humain, de diffuser le plus largement possible les résultats des discussions afin de les rendre accessibles au monde scientifique et au public pour les prolonger en débat de société.

Le présent ouvrage réunit d'abord les textes des communications du colloque qui couvrent le champ allant de la technique à l'éthique, incluant l'expérimental, le médical, le juridique, le politique et le social. La revue *Interface* (vol. 12, n° 3, mai-juin 1991) a publié un dossier spécial de quatre articles sur le projet HUGO à l'occasion du colloque. Nous avons jugé nécessaire de reprendre ici deux de ces articles, l'un portant sur les aspects technologiques, l'autre sur une problématique générale du point de vue éthique et social ; ils font partie intégrante du dossier québécois sur le projet du génome humain. En outre, le débat a fait ressortir des éléments de discussion peu ou pas abordés dans les communications ; aussi le chapitre le plus volumineux de cet ouvrage est-il consacré à la thématique de ce débat. Les éditeurs ont par ailleurs prévu une introduction qui traite du colloque dans son ensemble. Élaborée par un scientifique et un philosophe (R.D. Lambert et M.J. Mélançon), cette synthèse constitue une vue d'ensemble de la problématique sur le projet HUGO, telle qu'elle s'est dégagée lors de ce colloque.

Le premier chapitre (G.W. Slater et G. Drouin) expose les aspects technologiques du projet sur le génome humain. Les auteurs soulignent quatre étapes essentielles du projet : raffinement de la carte génétique existante, construction d'une carte physique constituée de clones d'ADN, séquençage de ces clones et analyse des séquences obtenues. Ce chapitre pourra paraître rébarbatif pour certains profanes, mais l'omission d'un tel sujet aurait réduit la compréhension des défis technologiques auxquels le projet donne lieu.

Le deuxième chapitre (J. Dausset) amorce la dialectique des enjeux du projet HUGO. Le besoin de connaissance est instinctif chez l'être humain, y compris celui de comprendre son propre code génétique. Cependant, si toute conquête le libère de multiples fardeaux, elle peut aussi bien l'enchaîner s'il n'y prend garde. Aussi faut-il, selon l'auteur, établir une distinction entre l'acquisition des connaissances et l'utilisation de ces connaissances, et en limiter les applications à ce qui est bénéfique à l'être humain et qui respecte la dignité humaine et les droits fondamentaux.

Le troisième chapitre (L. Dallaire) a trait aux applications médicales du projet. La cartographie du génome humain, déjà commencée au début du siècle, est un outil essentiel pour l'étiologie, le diagnostic et le traitement des maladies génétiques. L'identification des gènes permettra d'en connaître la structure normale et leur interaction avec d'autres séquences d'ADN. Le dépistage des maladies génétiques, déjà en cours, pourra s'étendre au diagnostic des maladies en phase prénatale ou au diagnostic précoce des maladies d'apparition tardive, et permettre la thérapie génique avec le développement des techniques de transfert de gènes.

Le quatrième chapitre (F. Pothier) présente des résultats de recherches effectuées sur des souris transgéniques et sur des animaux de ferme. D'une part, les modèles animaux donnent l'occasion d'étudier le déclenchement et la progression de certaines pathologies telles que le cancer, et d'éliminer certaines maladies génétiques. Plusieurs applications de ces recherches revêtent un intérêt domestique ou pharmacologique, telles la modification de la composition du lait et de la viande ou l'augmentation de la résistance à certaines maladies virales. Ce type de recherche ne va cependant pas sans créer de nouveaux problèmes de mutations ou de malformations, ni sans soulever de nombreuses questions morales, éthiques et philosophiques.

Le cinquième chapitre (M.J. Mélançon, B. Leclerc, R. Gagné et S. Nootens) fait une revue générale des principales questions d'ordre éthique et social soulevées dans les écrits scientifiques ou vulgarisés. Elles s'articulent autour de deux volets. Le premier recense les principaux arguments avancés par les opposants au projet. Le second volet présente les arguments militant en sa faveur. Les auteurs indiquent, dans la troisième partie de leur chapitre, les mécanismes de sécurité déjà en place ou à élaborer pour encadrer les connaissances et leurs applications afin d'éviter que des « dérapages » ne surviennent.

Le sixième chapitre (L. Vandelac et A. Lippman) critique vigoureusement le projet HUGO. Derrière un discours manifeste centré sur la connaissance scientifique du génome humain permettant une meilleure compréhension de l'étiologie de certaines pathologies, la mise en place d'un nouveau modèle de médecine « préventive » et l'amélioration générale de la santé de la population à des coûts moindres, semble se profiler le projet implicite d'une forme de contrôle social sans précédent.

Le septième chapitre (B.M. Knoppers) traite des aspects juridiques du projet. Le Projet international de cartographie et de séquençage du génome humain démontrera que le patrimoine génétique est à la fois universel, personnel et communautaire. Universel parce qu'il changera irrémédiablement les coordonnées anthropologiques de l'espèce humaine. Personnel puisqu'il changera notre compréhension de la causalité et de la pathogenèse des maladies. Communautaire parce qu'il révélera aussi la solidarité biologique entre les personnes dans une société donnée.

Le huitième chapitre (J.R. Iglésias) concerne les politiques sociales en matière de santé. La médecine génétique a déjà permis des progrès importants pour ce qui est du diagnostic prénatal et néonatal, et il est à prévoir que les connaissances découlant du projet HUGO vont augmenter l'arsenal thérapeutique et préventif face à des maladies graves et coûteuses pour le système de santé pour lesquelles il n'existe actuellement que des palliatifs. Un ministère de la Santé et des Services sociaux doit mettre de l'avant des programmes qui visent le bien du plus grand nombre de personnes, mais il doit aussi s'acquitter de cette tâche en respectant les droits des individus.

Le neuvième chapitre (Y. Villedieu) traite de la nature et du rôle des médias dans le débat public. Il n'y a pas eu de débat public au Québec sur le projet HUGO déjà en cours. Les médias ne sont pas (encore) au rendez-vous notamment parce qu'il y a peu de journalistes aptes à traiter d'un sujet aussi difficile que celui de la génétique, et parce que l'aspect fiction de cette science n'est pas encore véritablement sorti des laboratoires. Cependant, le premier devoir des médias est d'informer et de donner à leurs publics respectifs les éléments factuels du dossier en vulgarisant les données scientifiques. Le journaliste doit éviter deux écueils : celui de l'émerveillement naïf et inconditionnel face à la science, et celui de la crainte irrationnelle. De leur côté, les milieux scientifiques doivent chercher à parler au public et les profanes ont le droit de les questionner. Les médias peuvent-ils lancer un débat public ? Ils ne sont pas généralement enclins à le faire. Le débat pourra se faire si des organismes, des universitaires ou des individus prennent l'initiative de lancer et d'alimenter la discussion.

Le dixième chapitre (B. Leclerc, M.J. Mélançon, R. Gagné et S. Nootens) souligne les espoirs, les risques et les responsabilités liés au projet HUGO. Les auteurs dégagent trois pistes de réflexion. La première a trait aux risques liés au dépistage génétique systématique et au comportement eugénique qui pourrait l'accompagner. La seconde consiste à maintenir une conception ouverte de l'humain, à l'intérieur de laquelle s'insère la solidarité génétique où tous les humains sont solidaires dans l'imperfection de leur patrimoine génétique. La troisième piste concerne la responsabilité sociale de la communauté scientifique. En tant que citoyens, les scientifiques partagent avec tous les autres acteurs sociaux le devoir moral de l'engagement sociopolitique, en particulier celui d'informer le public sur les projets de recherche fondamentale et appliquée. Ce devoir suppose un engagement plus fondamental, celui du partage du pouvoir scientifique, partage qui maintient la recherche scientifique et technologique sous le contrôle des institutions démocratiques.

Le onzième chapitre (J. Dufresne) brosse cinq tableaux, chacun correspondant à un niveau de responsabilité scientifique. Au premier tableau se trouve le savant qui entre dans un nouvel espace avec un enthousiasme candide et qui ne consulte pas la société. Au deuxième tableau, on rencontre le scientifique qui a la prudence de s'en remettre publiquement à un comité d'éthique, quitte à exercer une influence déterminante sur le comité en question. Le troisième tableau est celui du scientifique qui provoque un débat à l'intérieur du monde scientifique en montrant qu'il existe des raisons scientifiques d'exiger un moratoire. Le quatrième tableau est celui d'éminents savants qui ont critiqué la science dominante : le savant a le devoir d'être libre à l'égard de sa discipline et de son effet d'entraînement. Au coeur du cinquième tableau se trouve le savant en tant qu'être humain qui pense globalement, au-delà de sa propre science.

Le douzième chapitre est consacré aux débats tenus à trois moments du colloque. Ils ont été réunis ici en un seul. La discussion entre le public spécialisé ou profane et les spécialistes en sciences et en sciences humaines met en exergue les préoccupations du public face au progrès techno-scientifique. La thématique du débat porte sur l'interaction gènes-environnement, la responsabilité scientifique en matière d'acquisition et d'utilisation des connaissances, la commercialisation du corps humain, la propriété et la « brevetabilité » des gènes humains, la modification du génome humain, les priorités dans l'allocation des budgets de recherche, la tolérance sociale et culturelle face à la différence, la personne concrète contre la personne abstraite, la pertinence du projet HUGO et l'inflation dans ses bénéfices, la « conscription » des généticiens, des éthiciens et des juristes, la notion de thérapeutique, la recherche sur les animaux, le patrimoine génétique et la solidarité génétique.

Les destinataires de l'ouvrage

L'ouvrage présente les résultats du premier débat québécois sur le projet HUGO. Il offre non seulement le point de vue de spécialistes en sciences et en sciences humaines, mais il donne aussi celui du public qui a participé au débat.

Il s'adresse aux experts et aux profanes intéressés par la responsabilité scientifique et sociale en matière de génétique humaine (généticiens, médecins, juristes, politiciens, philosophes, sociologues, théologiens, étudiants en sciences et en sciences humaines) ainsi qu'aux citoyens en général.

Les éditeurs du présent ouvrage entendent non seulement diffuser les résultats des discussions tenues lors du colloque sur le génome humain, mais aussi apporter une contribution québécoise au débat international sur un projet majeur engageant les générations actuelles et futures.

Marcel J. Mélançon et Raymond D. Lambert

Message d'ouverture*

Mes chers amis,

J'éprouve une grande peine de ne pas être aujourd'hui parmi vous. Je me faisais une grande joie de participer à cet important congrès de génétique et de réfléchir avec vous aux difficiles problèmes éthiques posés par l'essor extraordinaire de la génétique moléculaire. En effet, nous sommes interpellés chaque jour davantage par ces progrès de plus en plus spectaculaires qui sont autant de défis à la conscience humaine, autant de problèmes passionnants que ceux posés par la grande aventure du gigantesque programme de séquençage du génome humain et de son interprétation, par les conséquences de la localisation et de l'isolement des gènes des maladies génétiques et des difficiles décisions que peuvent entraîner les diagnostics prénataux et, enfin, par les immenses possibilités thérapeutiques que l'on est en droit d'en attendre. Encore faut-il que ces progrès se fassent dans le respect de la personne humaine et que nous ne soyons pas progressivement entraînés vers des abus, des dérives contraires à nos valeurs, aux droits de l'homme, à sa dignité, à son intégrité et même à l'intérêt supérieur de l'espèce humaine.

Nous devons réaliser que nous sommes devant une nouvelle ère de l'aventure humaine, non seulement celle de l'électronique, mais aussi celle de la maîtrise de la vie grâce à la maîtrise de son programme génétique.

Ce colloque vient à son heure, car les techniques automatiques deviennent de plus en plus performantes, et les problèmes moraux posés tant aux chercheurs qu'aux cliniciens deviennent de plus en plus

---

* *Note des éditeurs.* Le professeur Jean Dausset, Prix Nobel de médecine, président du Centre d'études du polymorphisme humain (CEPH), et président du Mouvement universel de la responsabilité scientifique (MURS), avait accepté de prononcer la conférence d'ouverture du Colloque sur la cartographie et le séquençage du génome humain. Retenu à Paris pour des raisons de santé, il a délégué le professeur Laurent Degos, médecin généticien de Paris et vice-président du MURS, pour donner lecture du texte de sa communication (publiée dans le présent ouvrage). Il a présenté un message, enregistré sur bande vidéo. Ce message a été diffusé sur écran géant au début du colloque.

nombreux et aigus. Nous sommes devant une mutation de notre société à laquelle tout citoyen, tout politicien se trouve confronté. Les esprits sont troublés, parfois inquiets, désorientés. Vos réflexions de spécialistes sont nécessaires pour guider l'opinion publique, lui fournissant des informations objectives, les plus complètes et les plus compréhensibles possible, sur lesquelles elle puisse en toute clarté se fonder pour influencer les décideurs. En effet, c'est là la mission que s'est donnée le Mouvement universel de la responsabilité scientifique : les scientifiques ont le devoir d'informer et d'alerter afin que les orientations soient prises en temps utile, en toute connaissance de cause, et je dirais même en toute lucidité. Car, grâce aux progrès incessants de la connaissance, l'homme peut désormais orienter sa destinée vers un avenir réfléchi.

J'aurais tant aimé en débattre avec vous ! Le vice-président du Mouvement universel de la responsabilité scientifique, le professeur Laurent Degos, lui-même un généticien remarquable, l'un des fondateurs du Mouvement, le fera excellemment et avec autorité. Je le remercie d'avoir bien voulu, au pied levé, venir poser la première pierre du MURS-Québec et remercier de ma part les généreux animateurs de cette initiative que sont messieurs Marcel Mélançon et Raymond Lambert.

Je vous adresse tous mes vœux et mes amitiés.

Jean Dausset, Prix Nobel de médecine

Introduction

La responsabilité scientifique et sociale en génétique humaine

Le méga-programme international de cartographie et de séquençage du génome humain (projet HUGO, *Human Genome Organization*) présente aux scientifiques de tous horizons et à la société tout entière des défis techno-scientifiques, éthiques, sociaux, juridiques et humanitaires qui les interpellent. Car, contrairement à d'autres conquêtes à incidences relativement limitées, ce sont les générations actuelles et à venir qui bénéficieront de ses retombées humanitaires ou qui subiront ses conséquences négatives.

Visant à établir la carte physique précise des quelque 100 000 gènes répartis sur les 46 chromosomes humains qui composent notre génome, pour ensuite en établir leur séquence nucléotidique, c'est-à-dire la séquence des bases constituant l'acide désoxyribonucléique (ADN), le projet HUGO rendra possible notamment le dépistage systématique des maladies génétiques et, espère-t-on, leur prévention ainsi que leur guérison par thérapie génique. Cependant, les connaissances acquises et les techniques développées pourraient être, il faut en admettre lucidement l'éventualité, récupérées et appliquées à des fins indésirables. Les percées techno-scientifiques doivent par conséquent être analysées en regard des valeurs éthiques et sociales fondamentales.

Cette introduction multidisciplinaire, rédigée par un scientifique et un philosophe, présente une synthèse critique des communications et des discussions publiques qui ont eu lieu au colloque de Sherbrooke en mai 1991. Elle offre au lecteur une vue d'ensemble des thématiques et de la dialectique qui seront développées dans les chapitres successifs de l'ouvrage.

LES BÉNÉFICES ESCOMPTÉS DU PROJET HUGO

Les défis et les retombées technologiques

Techniquement, les défis sont nombreux. Ces quelques centaines de milliers de gènes intégrés dans les chromosomes devront être décortiqués, fragmentés et situés dans le bon ordre avant même, pour la plupart, d'être identifiés. Ainsi obtiendra-t-on la carte physique de tous les chromosomes humains. Cette étape exige la maîtrise de plusieurs des outils utilisés couramment en biologie moléculaire tels les enzymes de restriction pour couper l'ADN à des sites spécifiques, le clonage des fragments de génome ainsi obtenus et les analyses électrophorétiques pour isoler et déterminer l'ordre de ces fragments le long des chromosomes. La composition en nucléotides (bases) de chacun des gènes et l'ordre séquentiel précis de ces nucléotides devront être déterminés pour tous les clones de fragments de chromosomes obtenus. Cette deuxième étape requiert l'utilisation d'enzymes pour la synthèse de copies complémentaires des brins d'ADN et l'électrophorèse pour déterminer l'ordre des nucléotides. Cela révélera le message génétique codant pour le développement et le fonctionnement cellulaire et tissulaire. Cependant, l'identification et le rôle précis de chacun de ces gènes ne seront connus qu'ultérieurement grâce à l'emploi de l'intelligence artificielle et grâce aux études plus physiologiques du fonctionnement de notre génome.

Parsemées de plusieurs obstacles, les voies actuellement empruntées par les biologistes moléculaires rendent difficile le séquençage de plus de 10 000 nucléotides par semaine par scientifique (G.W. Slater et G. Drouin, chapitre 1). La robotisation en cette matière assure cependant depuis peu une analyse beaucoup plus rapide des séquences inconnues. De plus, J. Dausset rapporte (chapitre 2) qu'il est dès maintenant possible de tester quotidiennement l'ADN de 6 000 individus par jour. Alors que l'innovation technologique en électrophorèse, chimie génétique, clonage des gènes, robotique et informatique pourrait rendre réalisable le séquençage du génome humain en moins de dix ans, l'identification et la détermination de la fonction de ces mêmes gènes requerront beaucoup, beaucoup plus de temps (G.W. Slater et G. Drouin, chapitre 1). Il faut souligner, pour illustrer l'ampleur du projet, que seulement 824 et 1 800 gènes sur les quelques centaines de milliers (on ne connaît pas encore leur nombre exact) avaient respectivement été cartographiés en 1983 et en 1990 (L. Dallaire, chapitre 3).

Pour mener à bien cette gigantesque entreprise, il faut rationaliser le projet, le proportionner, lui fixer des priorités. Ainsi, le programme français a décidé de se concentrer sur les parties du génome codant pour les milliers de protéines de notre organisme. Cela réduit considérablement l'envergure de HUGO et met l'accent sur des aspects du projet plus directement reliés à la physiologie et à la pathologie. L'élargissement du champ des connaissances se fera donc de préférence pour les études de régulation, de développement et de différentiation cellulaires, et pour celles pouvant expliquer les anomalies génétiques observées dans certaines familles. En choisissant de dépouiller HUGO de certaines de ces parties, on a centré le projet sur les problèmes médicaux auxquels sont confrontées des milliers de personnes et on a opté clairement pour le soulagement des maladies humaines : la sagesse a ici prévalu (J. Dausset, chapitre 2).

Quelque 5 000 de ces mutations de gènes à l'origine de maladies héréditaires ont été identifiées. Déjà le dépistage systématique chez le nouveau-né de la phénylcétonurie, de la tyrosinémie, de l'hypothyroïdie et plus récemment du neuroblastome, a permis de préparer un traitement palliatif basé sur la modification du régime alimentaire, sur l'élimination de l'usage de certaines substances ou sur la substitution d'une protéine anormale ou déficiente. La prochaine étape sera celle du remplacement du gène responsable de la pathologie (thérapie génique somatique). Cela ne relève plus de la science-fiction, car récemment une fillette de quatre ans a reçu une transfusion de leucocytes ayant subi une manipulation génétique en vue d'y incorporer le gène de l'adénosine déaminase et donc de traiter le déficit immunitaire sévère dont elle souffrait (L. Dallaire, chapitre 3). Par contre, un consensus international existe : le traitement direct du génome par introduction d'un gène étranger dans les gamètes, le zygote ou l'embryon (thérapie génique germinale) est à écarter.

En principe, cette dernière méthode s'avère simple chez l'animal : il s'agit d'isoler un gène et de l'injecter dans l'un des pronoyaux de l'embryon alors qu'il n'est encore qu'une cellule. Une telle approche permet d'intégrer le gène étranger dans le génome de toutes les cellules animales, incluant les cellules germinales. L'animal porteur peut alors transmettre le transgène à sa progéniture. Appliquée à des embryons humains, cette approche pourrait assurer l'éradication de certaines pathologies héréditaires ; elle pourrait aussi servir à « bonifier » le bagage génétique humain, rendant héréditaires les modifications apportées. Bien sûr, de nombreux et spectaculaires succès ont été notés chez les animaux de laboratoire et même chez ceux de la ferme (F. Pothier, chapitre 4). Mais les taux de succès pour cette technologie expérimentale demeurent extrêmement faibles, ce qui devrait pour le moment décourager toute tentative de transfert technologique à la médecine humaine. De plus, le contrôle de l'expression de certains gènes est très mal connu, car leur insertion dans le génome se fait au hasard. Cela donne fréquemment, chez les animaux porteurs, des résultats insoupçonnés et même tout à fait indésirables. L'addition au génome normal d'un gène d'hormone de croissance chez l'animal pourra, par exemple, entraîner l'apparition de tumeurs ou l'infertilité (F. Pothier, chapitre 4). De plus, on peut dès à présent affirmer que connaître l'alphabet de l'ADN et en lire le contenu ne donnera pas la clef du contrôle de l'expression de l'ADN. Mais ici aussi le développement technologique progresse rapidement, si bien que ces difficultés « passagères » seront bientôt choses du passé. L'utilisation des spermatozoïdes transformés par électroporation, comme vecteur de l'ADN, pourrait bien constituer un progrès aussi spectaculaire en biologie moléculaire de la reproduction (F. Pothier, chapitre 4) que celui réalisé lorsqu'on a réussi, grâce aux champs électriques pulsés, à augmenter considérablement la capacité de séparation des gros fragments d'ADN (G.W. Slater et G. Drouin, chapitre 1).

Les retombées scientifiques et médicales

Outre les développements technologiques, les retombées attendues du projet HUGO, tant sur le plan des connaissances scientifiques que sur celui des applications médicales, apparaissent impressionnantes aussi bien en regard des bienfaits escomptés que des risques encourus.

Sur le plan des connaissances, il s'agit de la maîtrise des mécanismes de la vie grâce à la maîtrise de son programme génétique (J. Dausset, message d'ouverture). Le projet HUGO pourra démontrer, selon B.M. Knoppers (chapitre 7), que le patrimoine génétique est à la fois universel, personnel et communautaire, que tous les êtres sont différents dans la même espèce, qu'il y a une filiation coévolutive de l'espèce dans l'histoire planétaire du vivant, et qu'il y a une extrême diversité entre les génomes d'individus de la même espèce humaine. Ce projet pourra aussi démontrer que tous les humains sont solidaires dans l'imperfection de leur patrimoine génétique (B. Leclerc, M.J. Mélançon, R. Gagné et S. Nootens, chapitre 10).

On attend un prodigieux accroissement de la compréhension de l'organisme humain et des mécanismes qui causent le déclenchement et l'évolution des maladies d'origine génétique par rapport aux processus qui expliquent la santé des individus. L'identification de combinaisons malencontreuses de gènes qui, sous l'influence de facteurs environnementaux prénatals ou postnatals, conduisent à l'apparition de certaines pathologies, élargira le champ de la médecine préventive. (L. Dallaire, chapitre 3.) De plus, « les avantages du diagnostic prénatal de certitude, s'il est appliqué avec sagesse et discernement, sont considérables. Il offre à des familles à risque, ou déjà affligées, la possibilité de choisir en toute connaissance de cause de donner ou non la vie. (J. Dausset, chapitre 2.)

On verra la naissance d'un nouveau type de médecine pour le XXIe siècle, la médecine *prédictive*, qui permettra, grâce aux progrès foudroyants de la biologie moléculaire, de connaître la plupart des gènes responsables de nombreux états pathologiques et de chiffrer la probabilité du risque chez un individu : « Cette médecine permettra à chacun, encore une fois, de gérer son propre capital-santé, évitant les professions dangereuses pour lui et en mettant sa vie en rapport avec ses capacités physiques, sans compter sur les traitements réellement préventifs ou les traitements curatifs très précocement prescrits. » (J. Dausset, chapitre 2.)

L'identification de cette composante héréditaire prédisposant un individu à la maladie pourrait lui permettre de se soustraire aux facteurs environnementaux déclenchants. On serait ainsi à l'aube d'une révolution en sciences médicales. Qu'il suffise de mentionner l'écogénétique et la pharmacogénétique pour illustrer ces propos : il sera bientôt possible de connaître et de contrôler les risques environnementaux pour un individu, de choisir le milieu de vie et de travail compatible avec les prédispositions héréditaires, d'éviter les situations propres à déclencher une maladie spécifique chez un individu et d'identifier les réponses individuelles aux agents thérapeutiques, réduisant ainsi les effets négatifs de certains médicaments.

Enfin, l'acquisition des connaissances et le développement de techniques d'intervention donneraient lieu à d'importantes innovations qui augmenteraient notre « arsenal thérapeutique et préentif ». (J.R. Iglésias, chapitre 8.) La thérapie génique somatique, actuellement au stade expérimental, présente l'un des grands espoirs pour l'amélioration du sort des personnes atteintes de maladies génétiques ou même d'autres affections (J. Dausset, chapitre 2 ; L. Dallaire, chapitre 3). La presque totalité des communications ainsi que plusieurs interventions dans le débat mettent la thérapie génique en évidence. L'incorporation d'un gène normal chez l'individu malade pourrait guérir ou soulager les individus atteints ou risquant de développer des maladies à composantes génétiques.

D'après ces arguments d'ordre technologique, scientifique et surtout médical, il apparaît donc évident que la médecine génétique bénéficiera de retombées considérables dans les domaines de l'acquisition des connaissances, du développement des technologies et des interventions dans le secteur de la santé.

Mais au-delà de ces considérations, la nature, les objectifs ou les retombées réelles du projet HUGO sont mis en question dans plusieurs chapitres du présent ouvrage.

CRITIQUE DU PROJET HUGO

Pertinence du projet et allocation des ressources

Il semble y avoir une inflation considérable dans les propos tenus sur le projet HUGO, et il est à se demander si certains chercheurs ne spéculent pas trop sur ses bénéfices médicaux et sur ses retombées réelles pour la santé publique (L. Vandelac et A. Lippman, chapitre 6). On risque de créer de très fortes attentes chez le public, les politiciens et les entreprises, et de se retrouver entraînés dans un mouvement créé par certains chercheurs qui manquent peut-être de responsabilité en ce domaine ; favoriser un projet qui servira au développement d'industries mercantiles, sous prétexte qu'on va sauver des vies humaines ou améliorer le prognostic de certaines maladies, apparaît démagogique (C. Seguin, débat).

La question des coûts est ressortie avec évidence dans le débat. On souligne qu'on coupe déjà dans les budgets en recherche fondamentale (au Canada par exemple). Or les budgets investis (environ trois milliards de dollars) posent le problème de l'éthique des priorités dans l'allocation des ressources pour la recherche : cet argent pourrait être utilisé en faveur de projets déjà existants qui adoptent une approche plus rationnelle, dans le cadre d'expériences qui permettent de trouver la fonction d'une séquence donnée, plutôt que l'approche qui consiste à séquencer des fragments d'ADN anonymes (C. Seguin, débat). De plus, on a adopté une politique de fait accompli (J. Dufresne, débat et chapitre 2 ; L. Vandelac et A. Lippman, chapitre 6) et la pertinence du projet n'a pas fait l'objet de débat parmi les scientifiques qui n'ont pas été consultés ; il est à se demander si des miroitements, telle la thérapie génique, ne sont pas faits dans le but de vendre l'idée du séquençage du génome humain (C. Seguin, débat).

La santé et l'environnement

Quelles seront les retombées réelles du projet ? Sa principale raison d'être, à savoir l'amélioration de la santé à des coûts moindres, mérite d'être remise en question ; malheureusement, on ignore sur quelles études socio-économiques repose cette présupposition (L. Vandelac et A. Lippman, chapitre 6). En augmentant significativement l'arsenal thérapeutique et préventif face à des maladies graves et coûteuses pour le système de santé pour lesquelles il n'existe actuellement que des palliatifs (J.R. Iglésias, chapitre 8), on peut certes avancer que la médecine génétique de demain sera plus performante, plus efficace, mais on ne sait pas encore si elle sera plus économique (J. Dausset, chapitre 2). Le développement ultrarapide de la biologie moléculaire accroîtra considérablement le nombre de tests disponibles et les populations visées, contribuant à une augmentation parallèlement considérable de la demande de services : « Le projet international du génome risque également de contribuer à réorienter les dépenses de santé publique dans les avenues coûteuses d'une médicalisation accrue et de l'accroissement des diagnostics et des interventions de haute technicité, comme la manipulation des gènes. » (L. Vandelac et A. Lippman, chapitre 6). Cela est d'autant plus important que tous les individus pourront être inclus, étant donné qu'on est porteur de gènes récessifs ou de « gènes de fragilité » (B. Leclerc, M.J. Mélançon, R. Gagné et S. Nootens, chapitre 10). Il faut donc procéder à l'évaluation des coûts et bénéfices en cette matière et peser le pour et le contre entre l'investissement en médecine génétique préventive et les autres besoins sociaux (B.M. Knoppers, chapitre 7).

L'approche de la santé par le réductionnisme génétique (approche « généticiste ») attribue la cause première de la maladie aux gènes. On a tendance à négliger les facteurs sociaux et environnementaux compromettant la santé. Or, bien que la maladie ait une composante biologique, l'environnement, le contexte social, le statut économique, le genre, l'ethnicité et l'accès aux services de santé constituent des facteurs de prévalence tout aussi importants, sinon plus importants que l'hérédité dans l'acquisition d'une maladie et son évolution (L. Vandelac et A. Lippman, chapitre 6). Cela est clairement démontré[1].

---

1. Les personnes qui n'ont par exemple pas bénéficié des progrès en cancérologie sont celles qui n'ont pas acquis la connaissance en vue de changer les diètes et les habitudes et qui n'ont pas eu accès aux ressources médicales (*Science*, n° 253, 1991, p. 260). Autre exemple : l'exposition aux agents environnementaux potentiellement néfastes, comme les tératogènes, les mutagènes et les carcinogènes, entraîne une augmentation du risque de développer la maladie, d'abord chez les individus déjà prédisposés génétiquement, et ensuite chez tous les autres. En effet, l'ADN ne se réplique pas avec une entière fidélité. Des dommages endogènes se produisent. Ainsi, chaque fois que l'ADN se réplique, il y

Il semble donc évident que le gène n'est pas la maladie et le génome n'est pas la personne (B.M. Knoppers, chapitre 7), et que si les gènes prédisposent, le milieu dispose. Les deux composantes génétique et environnementale, et non pas uniquement l'une ou l'autre, dans l'équation gènes + milieu = maladie, prennent donc toutes deux une valeur déterminante dans la contraction de la maladie (L. Degos, débat). À défaut de l'une comme de l'autre composante équationnelle, la maladie serait beaucoup plus difficilement inductible. Opposées qu'elles semblaient être, les deux thèses de ce débat deviennent, à la lumière de ce qui précède, beaucoup plus complémentaires. Dans ce contexte, l'idéal serait théoriquement de favoriser l'un et l'autre des aspects environnemental et génétique dans la lutte contre la maladie. Pour prévenir les effets fâcheux de l'environnement sur la santé de l'individu, il faudrait idéalement identifier les combinaisons géniques de susceptibilité de cet individu ; pour éviter une détérioration plus poussée du génome, on devra améliorer la qualité de l'environnement écologique et, finalement, pour assurer une meilleure santé pour tous, il faudra, plus globalement, changer les conditions économiques et sociales qui lui sont associées et reconnaître que la paix, le logement, l'alimentation, les revenus sont des préalables à la santé (L. Vandelac et A. Lippman, chapitre 6).

Dans un contexte de ressources limitées, la justice sociale exige que l'on privilégie la collectivité ou plus précisément que l'on travaille sur des paramètres qui touchent le plus grand nombre possible et pas seulement un petit groupe d'individus (L. Vandelac et A. Lippman, chapitre 6). Dans le cas du débat actuel, cela signifie que des mesures sociales, telles celles visant à réduire les taux de mutation par l'élimination de l'exposition aux rayons ionisants et aux agents chimiques mutagènes, à diminuer la pauvreté et à éliminer les facteurs de risque chez les individus génétiquement prédisposés, devraient retenir l'attention des décideurs publics, au moins tout autant que le dépistage lui-même. En intervenant du côté de l'environnement de façon à le rendre plus salubre pour tous, on pourra réduire l'expression des gènes fragiles, prédisposant à des pathologies comme le cancer et les maladies cardio-vasculaires et la détérioration plus poussée de notre génome.

---

a une rare chance qu'il y ait une erreur. Ces « chances d'erreur » sont augmentées par la vitesse de division cellulaire et par les agents génotoxiques (*Science*, n° 252, 1991, p. 902-903) et contribueraient au vieillissement et aux dégénérescences, tel le cancer qui l'accompagne souvent (*Science*, n° 249, 1990, p. 970-971 et 1007-1011). Plusieurs facteurs influencent ainsi la stabilité génomique.

Le réductionnisme génétique

L'ensemble des communications et des débats a fait ressortir avec évidence et sous diverses formes le danger d'une approche réductionniste dans le domaine de la santé et dans la conception de l'être humain : l'Homme est un tout, et il n'est pas un tout que l'on doit réduire à son génome ou à son environnement, mais il est une alliance entre l'un et l'autre (L. Degos, débat). « Cette tendance à réduire les individus et leurs problèmes aux gènes s'inscrit dans la conception réductionniste et dualiste du « corps-machine » aux parties interchangeables dans la tradition cartésienne tout en rappelant certaines thèses récentes de la sociobiologie. » (L. Vandelac et A. Lippman, chapitre 6.) La capacité de gérer de manière éthiquement et socialement acceptable les risques et les avantages du projet HUGO, ainsi que les progrès déjà en cours de la génétique médicale, dépend de la capacité à concevoir l'être humain dans toute sa complexité, son originalité, sa socialité et son interdépendance écologique, une représentation qui ne réduise pas l'essence de l'humain au biologique (B. Leclerc, M.J. Mélançon, R. Gagné et S. Nootens, chapitre 10). Une conception réductionniste de l'être humain pourrait amener à la sélection de sujets « doués génétiquement » pour l'apprentissage, au recours au diagnostic prénatal pour motif de convenance, à une vision où l'humain est non seulement objet de science, mais aussi de technique (M.J. Mélançon, B. Leclerc, R. Gagné et S. Nootens, chapitre 5). De plus, les sanctions sociales pourraient être remises en question face à des comportements sociaux, tels l'alcoolisme, l'agressivité ou la violence, et il serait malheureux qu'on voie un jour, au nom d'un déterminisme étroit, établir des mesures de contrôle de la reproduction humaine plus subtiles, sous prétexte de prévention de handicaps (J.R. Iglésias, chapitre 8). Enfin, une telle vision pourrait favoriser l'intolérance sociale face à la différence et servir de fondement pour l'eugénisme. Bref, l'approche « généticiste » et réductionniste est à écarter au profit du maintien et de la promotion d'une vision globale, « holistique » de l'être humain.

La tolérance sociale face à la différence

Avec la « biologisation » progressive de la normalité, la conception de l'être humain et de la reproduction semble changer, comme c'est le cas dans le recours au diagnostic prénatal suivi de l'arrêt de grossesse, par exemple dans le cas d'un enfant trisomique 21 (A. Jean, débat). Cependant, la tolérance au handicap ne disparaît pas réellement ; le problème majeur vient plutôt du fait que les gouvernements refusent de prendre en charge les enfants handicapés qui n'ont pas accès à tous les soins auxquels ils auraient droit ; la société elle-même est-elle prête à

assister les couples ? (L. Dallaire, débat). Une perspective « économiciste » voit le diagnostic prénatal en fonction de la réduction des coûts
sociaux associés à la naissance d'enfants lourdement handicapés (L.
Vandelac, débat). Par ailleurs, il y a un côté culturel dans la tolérance
qui varie d'une population à une autre : certaines occultent les infirmes,
alors que d'autres y trouvent un enrichissement. Les coûts y jouent
aussi un rôle et conduisent à des décisions politiques, comme c'est le
cas pour le diagnostic systématique et l'avortement des thalassémiques
en Sardaigne (L. Degos, débat). Finalement, dans la perspective de la
réduction des coûts en matière de santé, il est à prévoir de fortes pressions des gestionnaires des systèmes de santé privés et publics pour recourir aux techniques de pointe en matière de génétique humaine (B. Leclerc,
M.J. Mélançon, R. Gagné et S. Nootens, chapitre 10).

   Une autre forme d'intolérance sociale consisterait dans la discrimination génétique. Qu'elle soit basée sur la race ou la culture, celle-ci
n'est qu'une construction, une traduction politique et idéologique
(B.M. Knoppers, chapitre 7). La discrimination entre les porteurs de
« bons » ou de « mauvais » gènes pourrait favoriser une troisième forme
d'intolérance. En effet, l'identification de la constitution génétique
d'individus, de familles ou de populations, représente un risque, notamment pour la vie privée, l'emploi et les assurances (M.J. Mélançon, B.
Leclerc, R. Gagné et S. Nootens, chapitre 5). C'est pourquoi la gestion
de la confidentialité doit être basée sur des autorisations spécifiques (B.M.
Knoppers, chapitre 7).

Le profil eugéniste

   Plusieurs entrevoient la relance de l'eugénisme comme conséquence première de l'extension des techniques de dépistage et de thérapie génétiques. Non pas l'eugénisme de masse que l'on a connu durant
la première moitié de ce siècle, mais plutôt un eugénisme discret résultant de choix personnels.

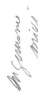

   L'information stockée, obtenue lors de dépistages et de diagnostics
génétiques, pourrait éventuellement être accessible à certains individus
ou certaines entreprises. D'où l'inquiétude quant au mode de gestion et
à la confidentialité des données sur le patrimoine génétique personnel.
Au-delà du contrôle génétique ou reproductif toujours possible des
individus, il est à craindre que l'on pourrait aboutir à la discrimination
entre les individus porteurs de « bons » et de « mauvais » gènes. Les compagnies d'assurances auraient probablement intérêt à exiger les dossiers
génétiques et à procéder à des échanges d'information. Les employeurs

y trouveraient aussi certainement leur profit en n'engageant que des travailleurs sans « fragilité » génétique (M.J. Mélançon, B. Leclerc, R. Gagné et S. Nootens, chapitre 5). Conséquemment, toute information génétique en particulier et médicale en général ne devrait être informatisée, utilisée à des fins de recherche et divulguée que s'il y a consentement du patient (B.M. Knoppers, chapitre 7). La décision de procéder à une analyse génétique devrait également être soumise à cette règle. L'information sur la santé et sur la constitution génétique fait en effet partie de la vie privée et toute personne a le droit de choisir, surtout en cette matière (B. Leclerc, M.J. Mélançon, R. Gagné et S. Nootens, chapitre 10). En contrepartie, le travailleur pourrait, grâce à ces informations, choisir de faire carrière dans un milieu harmonisé à ses inclinations génétiques, donc dans un milieu non défavorable à sa santé (J. Dausset, chapitre 2).

Dans ces circonstances, un certain nombre de chapitres soulignent que des pressions de l'entourage sociofamilial pourraient se développer et inciter ainsi les individus à faire lire leur carte génétique ou celle de leurs enfants en vue, par exemple, de bénéficier d'une réduction de prime d'assurance ou d'améliorer leur qualité de vie ou de recourir à une intervention pendant une grossesse. Dans la situation actuelle, les anomalies anténatales les plus graves sont celles qui sont le plus généralement détectées. Mais on sera très bientôt en mesure de diagnostiquer les affections beaucoup moins dramatiques ; on pourra déjà déterminer le sexe de l'embryon et à plus forte raison celui du fœtus. Enfin, on saura prédire la probabilité de risque d'un état pathologique tels le diabète, les troubles cardio-vasculaires ou neuro-psychologiques et les cancers. Ajouté à la tendance actuelle à désirer l'enfant parfait, c'est-à-dire du sexe choisi et aux prédispositions morpho-psycho-intellectuelles souhaitées, on pourrait craindre des dérives vers des interruptions de grossesse pour des motifs de moins en moins justifiés, pour des anomalies de plus en plus mineures (J. Dausset, chapitre 2). On est ici confronté à la notion de « normal » ou d'« anormal » et à sa définition (participants, débat), et à la capacité de tolérer et de respecter la diversité et l'infirmité associées à la condition humaine ; on est convié à définir ou redéfinir la thérapeutique de façon à le distinguer de la non-thérapeutique et à circonscrire le pathologique pour l'en démarquer du non-pathologique (participants, débat).

La deuxième forme d'eugénisme concernerait la reprogrammation du code génétique à des fins non thérapeutiques. Elle viserait à « bonifier » le génome humain pour produire des individus aux traits conformes aux désirs individuels ou collectifs du moment. Cette tendance

eugéniste serait donc le résultat des pressions du milieu et pourrait s'avérer plus insidieuse parce qu'en apparence elle ne serait pas motivée par
des attitudes de discrimination ou d'exclusion relevant de la race, des handicaps physiques ou des anomalies génétiques (B. Leclerc, M.J. Mélançon, R. Gagné et S. Nootens, chapitre 10).

Les deux formes prévisibles d'eugénisme seraient donc, dans
une très large mesure, pratiquées pour des motifs de convenance.

LA RESPONSABILITÉ SCIENTIFIQUE

L'acquisition et l'utilisation des connaissances

« Toute connaissance est une libération et à l'inverse toute ignorance est une limitation. » (J. Dausset, chapitre 2.) Une distinction est
établie (J. Dausset, message d'ouverture ; chapitre 2 ; L. Degos, débat)
entre l'acquisition des connaissances et l'utilisation des connaissances ;
il ne saurait en aucun cas être question de ralentir cet élan instinctif vers
la connaissance lorsqu'elle est poursuivie à l'aide de moyens qui res-
pectent la dignité des individus ; elle est une éthique en soi ; l'utilisation
ou l'application de ces connaissances doit se faire dans le respect des individus et dans l'intérêt général de l'humanité (J. Dausset, chapitre 2). Le
scientifique a une responsabilité face à la connaissance. Mais la responsabilité a trois niveaux (L. Degos, débat) : celui du scientifique qui apporte
une connaissance réelle et véridique, celui, plus irrationnel, de l'application qui fait intervenir des facteurs tels le profit et la décision politique.
À titre d'exemple, le premier niveau consiste à connaître le gène de la
bêta-globine ; le deuxième niveau est le développement du test de diagnostic prénatal ; le troisième est la décision politique qui, pour des raisons économiques, fait procéder au dépistage systématique et à l'avortement des thalassémiques en Sardaigne. Ce sont trois étapes et trois
éthiques différentes (L. Degos, débat).

Une telle distinction a été fortement critiquée comme établissant
une « cloison très étanche » entre l'acquisition et l'application des connaissances, et on peut se demander si l'on peut fonder une éthique sur
cette distinction (J. Dufresne, débat). Sur le plan théorique de l'individu
dans l'absolu, il n'y a pas de limite à la connaissance ; cependant, il y
a des limites qui s'imposent à la connaissance subventionnée, directement
ou indirectement reliée au pouvoir politique et économique. Le débat sur
la distinction est largement ouvert : l'économique est de plus en plus à
la remorque de la technique, et celle-ci à la remorque de la science (J.
Dufresne, débat). La société démocratique a le droit d'imposer des limites
à l'acquisition des connaissances : vouloir écarter le grand public d'un

débat sur la science et sur les limites à apporter à la connaissance, et sur les orientations à donner à la connaissance dans une société, au nom d'un prétendu instinct de connaissance qui serait une espèce d'absolu, paraît une aberration (J. Dufresne, débat). La science n'est pas neutre et des auteurs n'acceptent pas la thèse courante de la neutralité et de l'instrumentalité de la science, selon laquelle la recherche scientifique et le développement technologique seraient de simples outils aux mains des décideurs économiques et politiques qui assumeraient seuls toute la responsabilité des conséquences négatives du progrès techno-scientifique. (B. Leclerc, M.J. Mélançon, R. Gagné et S. Nootens, chapitre 10.)

Les responsabilités des scientifiques et des éthiciens

Les scientifiques et les chercheurs recourent de plus en plus aux éthiciens. Il en est de même pour le projet HUGO qui consacre une partie de son budget aux aspects éthiques et sociaux (participant, débat). Par ailleurs, les gouvernements créent des comités consultatifs d'éthique pour la recherche (J.R. Iglésias, chapitre 8).

Mais les scientifiques peuvent-ils se dégager de leur responsabilité de penser ? « Ne serait-ce que pour assumer pleinement leurs responsabilités, les savants devraient se faire un devoir d'aller au bout des ressources de la science avant de s'en remettre aux éthiciens. À partir de ce point précis, les choix ne relèvent plus des savants, mais de la société, laquelle bien entendu prendra conseil auprès des éthiciens ! Il y a quelque chose de suspect dans l'empressement avec lequel les savants s'en remettent ainsi à de plus sages qu'eux. » (J. Dufresne, chapitre 11.) L'attitude de la facilité est souvent celle qui est adoptée par les scientifiques : il est plus facile de s'en remettre à un dogme scientifique, social, éthique ou religieux que de s'imposer les exigentes périodes de questionnement et de réflexion, préludant l'acquisition d'une sagesse élémentaire. La délégation de la réflexion morale à des centres de référence peut exonérer les chercheurs de leurs responsabilités. (Danos et Marlière, cités par L. Vandelac et A. Lippman, chapitre 6.) La première responsabilité du scientifique consisterait donc à acquérir la culture générale pour alimenter sa réflexion, résoudre son questionnement et gérer convenablement le pouvoir que lui confère son savoir spécialisé ; de plus, le scientifique devrait être libre à l'égard de sa discipline et de son effet d'entraînement, et devrait conséquemment ne jamais s'asservir au pouvoir scientifique (J. Dufresne, chapitre 11). Les scientifiques doivent informer le public sur la nature de leur recherche et sur les conséquences de ses applications : c'est là une responsabilité fondamentale (M.J. Mélançon, B. Leclerc, R. Gagné et S. Nootens, chapitre 5 ; Y. Villedieu, chapitre 9). Les chercheurs sont ici conviés à la réflexion sur les notions de normal, de diversité, de tolérance, de thérapeutique, à se soumettre à la critique multidisciplinaire, au jugement démocratique et à la décision sociale éclairée (B. Leclerc, M.J. Mélançon, R. Gagné et S. Nootens, chapitre 10).

En matière de génétique humaine, les scientifiques et les médecins doivent énoncer clairement les principes qu'ils défendent face à la protection du génome humain, la confidentialité des renseignements génétiques et la démarcation entre les motifs thérapeutiques et de convenance en matière de dépistage et de thérapie géniques. (B. Leclerc, M.J. Mélançon, R. Gagné et S. Nootens, chapitre 10.) Le principe le plus fondamental est celui du droit à la dignité humaine et à son respect. Dans un cadre scientifique général, il pourrait s'écrire : « Toute recherche scientifique et toute invention ne devraient être faites qu'avec l'intention d'aider l'humanité et de ne jamais lui faire de tort. » (R.D. Lambert et M.J. Mélançon, *Interface*, vol. 12, n° 3, 1991, p. 43-44.) Dans un cadre génétique, ceci pourrait plus spécifiquement signifier que « la maîtrise de notre patrimoine génétique ne peut être utilisée qu'au bénéfice de l'homme ». (J. Dausset, chapitre 2 ; L. Degos, débat.)

La responsabilité des médias

La presse, intriguée par les découvertes de la génétique, a présenté le projet de la cartographie du génome humain de façon exagérée ou hors contexte (L. Dallaire, chapitre 3). Elle en fait miroiter les promesses et contribue à diffuser l'idée que la fréquence des problèmes génétiques a augmenté et que la génétique serait la clef de voûte de tous les problèmes de santé (L. Vandelac et A. Lippman, chapitre 6). Les journalistes sont portés à présenter les découvertes sous forme anecdotique, plutôt que de les présenter sous forme d'informations porteuses de sens, d'événements susceptibles de changer les sociétés en profondeur (Y. Villedieu, chapitre 9).

Et pourtant, les médias jouent un rôle crucial dans l'information du public et dans les débats de société, puisqu'ils sont la courroie de transmission de l'information entre les laboratoires et la société (M.J. Mélançon, B. Leclerc, R. Gagné et S. Nootens, chapitre 5). Sans eux, pas de débat sur la science et sur son impact social (Y. Villedieu, chapitre 9 ; J.R. Iglésias, chapitre 8).

Quelles sont les responsabilités des médias ? Leur premier devoir est d'informer la société en évitant deux écueils (Y. Villedieu, chapitre 9). Le premier consisterait en un émerveillement naïf et inconditionnel qui tomberait dans le triomphalisme technologique ; cette attitude donnerait carte blanche à la science et au système où elle s'insère, laissant aux scientifiques le pouvoir de décider ce qui est bon et bien pour ceux qui ne savent pas. Le second écueil serait la crainte irrationnelle face à la science et à la technologie qui favoriserait la méfiance à leur endroit ; ainsi, l'exploration du génome humain et les possibilités d'intervention dans ce génome pourraient être présentées sous l'angle du *Meilleur des mondes*.

Les médias ont la responsabilité sociale de suivre ou de précéder les grandes questions qui se posent au public qu'ils desservent ; ils doivent cependant être aidés par des experts pour alimenter leur information (Y. Villedieu, chapitre 9).

La commercialisation du corps humain et la « brevetabilité » des gènes

Il y a un certain consensus en Europe pour mettre le corps humain hors commerce, malgré qu'il existe un besoin de plus en plus urgent d'organes ; lorsque les manipulations génétiques viendront donner une plus-value à des cellules ou à des organes, il est à se demander si ce consensus n'éclatera pas (G. Biname, débat). Il faut cependant maintenir le principe que le corps humain dans toutes ses parties ne peut être soumis au profit (L. Degos, débat ; J. Dausset, chapitre 2). Peut-on breveter des cellules humaines ou des gènes qui auraient une valeur thérapeutique ? Car l'industrie biotechnologique y a des intérêts. Le droit de propriété sur le matériel génétique humain est inacceptable (J. Dausset, chapitre 2). La gratuité et la solidarité sont les signes d'une civilisation développée ; la protection du patrimoine génétique, à reconnaître internationalement, doit guider toute décision de recherche sur le génome humain ainsi que toute décision des gouvernements, des scientifiques, des communautés, des populations et des personnes concernées. (B.M. Knoppers, débat.)

Tous devraient admettre que, dans l'état actuel des connaissances, le patrimoine génétique humain ne devrait pas être modifié de façon héréditaire (J. Dausset, chapitre 2 ; L. Degos, débat), et on ne devrait pas microinjecter des gènes dans l'embryon humain (F. Pothier, chapitre 4, débat). Pour le moment, ce serait pure inconscience que de tenter d'introduire un transgène dans le zygote humain.

CONCLUSION

Cette introduction a présenté une synthèse thématique des chapitres, incluant celui du débat public, du présent ouvrage sur le projet de cartographie et de séquençage du génome humain, dans la perspective de la responsabilité scientifique et sociale. Trois conclusions s'en dégagent.

L'entreprise de décoder l'information génétique humaine donnera un savoir et un pouvoir nouveaux sur l'être humain qui doivent être gérés dans le respect de la dignité humaine, des droits des individus et des valeurs et principes fondamentaux de la société. Ainsi doit-on, par exemple, favoriser la préservation de la confidentialité et de la vie privée sur les données génétiques, la tolérance face à la différence et au handicap en société, et la non-commercialisation du matériel génétique humain.

La gestion et l'orientation du savoir et du pouvoir génétiques n'est pas le seul apanage des scientifiques ; ils doivent les partager avec la société puisqu'un nouveau projet de société découlera du projet HUGO. Ils doivent l'informer, accueillir les débats de société et accepter certaines limites qu'elle imposerait à l'utilisation de certaines connaissances. Les journalistes scientifiques et les médias joueront un rôle déterminant dans l'information de la société.

Un troisième conclusion ressort avec évidence : préserver et promouvoir une conception ouverte de l'être humain chez les scientifiques et auprès du public. Le réductionnisme génétique (ou vision « généticiste ») réduirait les comportements, la santé et la maladie aux seuls facteurs génétiques, oubliant que l'environnement individuel et social peut être un facteur tout aussi déterminant. Il pourrait déterminer certaines orientations en recherche et certaines politiques en matière de santé publique, prêter flanc à la discrimination génétique, favoriser le dépistage prénatal pour des motifs de convenance, diminuer la tolérance sociale face à la différence, voire donner lieu à un nouvel eugénisme. Une conception holistique, à l'inverse, maintient le respect de la différence et favorise la solidarité génétique en société.

Ces propos ne closent pas le débat engagé par le projet HUGO et par l'avènement d'une nouvelle médecine génétique. Au contraire, ils suggèrent que la réflexion sur l'humain, avant et après la naissance, la place qu'il occupe dans le cosmos et l'idée qu'il se fait de lui-même, continuent d'évoluer vers des niveaux de connaissance et de conscience de plus en plus étendus et élevés. Ces discussions doivent être portées devant le grand public et s'y prolonger, car la médecine génétique nouvelle concerne tous les individus des générations actuelles et futures. Les éléments factuels du dossier sur les comment, qui, quoi et pourquoi nécessitent d'être médiatisés. La démocratie en tirera profit, et le respect primordial de la dignité de la personne l'exige.

Marcel J. Mélançon et Raymond D. Lambert

1   *En quête d'innovations technologiques**

Le développement rapide des techniques pour cartographier, cloner et obtenir les séquences de l'ADN qui constituent les chromosomes des organismes vivants a récemment décuplé les ambitions généralement modestes des biologistes. Ceux-ci, habitués à décoder les gènes un à un, veulent maintenant, avec le Projet de cartographie et de séquençage du génome humain (HUGO), lire la totalité du matériel génétique nécessaire au développement et au fonctionnement d'un être humain (figure 1). Quoique ces ambitions s'appuient sur des connaissances solides acquises durant les dix dernières années, les chercheurs devront encore faire des progrès majeurs en biochimie, en chimie, en physique, en informatique et en robotique. Par exemple, même si l'amélioration remarquable du pouvoir de résolution de l'électrophorèse sur gel d'agarose a récemment permis d'entreprendre la construction de la carte physique du génome humain, on ne pourra commencer son séquençage systématique tant qu'on n'aura pas progressé autant du côté de l'électrophorèse sur gel de polyacrylamide.

Dans ce chapitre, nous présentons en premier lieu le but et la stratégie du Projet du génome humain, puis nous examinons plus en détail

———
    * *Note des éditeurs.* Le texte de ce chapitre est paru dans *Interface*, sous le titre « Le Projet du génome humain : en quête d'innovations technologiques », vol. 12, n° 3, mai-juin 1991, p. 15-22. Nous remercions la direction de la revue de l'autorisation de publier ce texte qui a par ailleurs été modifié.

les acquis récents dans le domaine de l'électrophorèse puisqu'il s'agit toujours de la méthode de choix tant en cartographie qu'en séquençage. Finalement, nous décrivons brièvement les techniques révolutionnaires qui sont présentement à l'étude, et qui seront nécessaires pour séquencer la totalité du génome humain.

LE PROJET

Le but de ce mégaprojet est d'abord d'établir une carte physique précise des 24 chromosomes humains (22 chromosomes autosomaux et 2 chromosomes sexuels) qui composent notre génome, pour ensuite établir la séquence de leurs nucléotides.

Chaque chromosome est une molécule d'ADN (acide désoxyribonucléique) en double hélice. Si l'ADN avait un diamètre de 1 centimètre, la longueur totale des 24 chromosomes mis bout à bout serait de 5 000 kilomètres et les trois milliards de nucléotides (ou bases) que l'on veut répertorier se succéderaient à tous les 1,6 millimètre ! Il n'y a que quatre types de nucléotides – l'adénine, la cytosine, la guanine et la thymine (représentées par les lettres A, C, G et T) – et leur ordre spécifique constitue l'information génétique nécessaire à la formation et au fonctionnement d'un être humain. Les maladies génétiques humaines sont fréquemment le résultat de la perte ou du changement de l'ordre d'à peine quelques-unes de ces trois milliards de bases. Par exemple, des chercheurs canadiens ont récemment découvert que la fibrose kystique est une maladie souvent causée par une protéine défectueuse produite par la perte de seulement trois nucléotides dans un gène en comptant normalement 4 400[1].

LA STRATÉGIE

La stratégie de choix pour établir la séquence des nucléotides des 24 chromosomes serait évidemment de purifier chacune de ces molécules chromosomiques pour ensuite les séquencer d'un bout à l'autre. Une telle approche non seulement garantirait que nous avons séquencé tous les gènes contenus sur chaque chromosome, mais elle nous donnerait aussi l'ordre exact de ces gènes ainsi que la distance qui les sépare le long de chaque chromosome.

Malheureusement, cette stratégie simple et élégante n'est pas réalisable avec les outils dont nous disposons actuellement. Par exemple, nos techniques de séparation de molécules d'ADN ne nous permettent

---

1. J.L. Marx, « The Cystic Fibrosis Gene Is Found », *Science*, vol. 245, 1989, p. 923-925.

pas encore de purifier des molécules dont la taille excède 10 millions de bases (10 Mb) alors que les plus petits chromosomes humains ont plus de 50 Mb. On doit donc avoir recours à des enzymes (dites « de restriction ») qui vont couper ces chromosomes à des endroits précis. Chacune de ces enzymes reconnaît une séquence de nucléotides spécifique et coupe les doubles hélices d'ADN chaque fois qu'elle rencontre cette séquence. On peut donc se servir de ces enzymes pour couper les chromosomes en petits fragments qui peuvent être séparés par des techniques d'électrophorèse sur gel d'agarose (figure 2).

On rencontre cependant une autre difficulté : étant donné que la grande majorité de ces enzymes coupent les chromosomes en moyenne à toutes les 4 000 bases, nous produirions ainsi à partir des chromosomes humains plus de 750 000 fragments que nous devrions ensuite isoler, cloner et ordonner sur les chromosomes.

Heureusement, cinq enzymes de restriction découvertes récemment coupent moins fréquemment, soit en moyenne à toutes les 65 000 bases. Elles faciliteront la solution de notre casse-tête géant en divisant nos 3 000 millions de bases en moins de 50 000 fragments. Ceux-ci pourront être clonés de façon à en obtenir de grandes quantités (figure 3) et leur ordre sur les chromosomes d'où ils proviennent constituera la « carte » physique recherchée.

Les travaux visant à obtenir la carte physique détaillée de certains chromosomes humains sont déjà très avancés, et tous les chromosomes devraient être cartographiés d'ici quelques années[2].

LES DÉFIS

On a accompli au cours des dix dernières années des progrès techniques considérables. Les enzymes de restriction qui ne coupent que très peu fréquemment, les vecteurs nécessaires au clonage de fragments de plus de 15 000 bases ainsi que les techniques d'électrophorèse indispensables à la séparation de ces fragments sont tous, en effet, de récentes innovations.

L'obtention de la carte physique de tous les chromosomes humains complétera bientôt la deuxième étape du projet. La troisième consistera à établir la séquence de tous les clones de fragments de chromosomes obtenus. Elle sera facilitée par le fait que les clones obtenus durant la deuxième étape permettront de procéder de façon ordonnée le long de

---

2. J.C. Stephens, M.L.Cavanaugh, M.I. Gradie, M.L. Mador et K.K. Kidd, « Mapping the Human Genome : Current Status », *Science*, vol. 250, 1990, p. 237-244.

chacun des chromosomes. Cela assurera que tous les gènes seront séquencés et évitera que les mêmes fragments ne soient séquencés de façon
répétée.

Toutefois, cette troisième étape promet d'être encore plus labo-
rieuse et nécessitera encore plus d'innovations technologiques que la
deuxième. Le problème le plus important à surmonter est la résolution
toujours très limitée des gels de séquençage (figure 4). Alors que l'on
peut maintenant séparer des fragments d'ADN de plusieurs millions de
bases sur des gels d'agarose (à l'aide des techniques de champs pulsés),
on ne peut toujours pas analyser plus de 500 bases par gel de polyacrylamide. Il est facile de voir l'importance de cette limitation : si l'on suppose qu'un chercheur dans un laboratoire bien équipé puisse idéalement
produire 20 séquences de 500 bases quotidiennement, ajoutant ainsi
10 000 nucléotides à la banque de données par jour, on doit en déduire
que 100 chercheurs mettraient plus de 3 000 jours à séquencer les trois
milliards de bases présentes dans le génome humain !

En fait, les techniques de séquençage décrites à la figure 4 com-
prennent plusieurs étapes préliminaires et subséquentes qui rendent difficile la production de plus de 20 séquences par semaine par chercheur.
Les étapes préliminaires consistent notamment à produire et à purifier
des brins d'ADN simples de la région à séquencer et à synthétiser les
amorces d'ADN qui serviront à déclencher la synthèse du brin expérimental. Quant aux étapes subséquentes, elles visent en particulier à « lire »
les résultats obtenus, c'est-à-dire l'ordre des nucléotides A, C, G, T, et
à cataloguer les séquences obtenues dans un système informatique pour
établir les chevauchements qui permettront de les joindre bout à bout.

Ces étapes sont sur le point d'être complètement automatisées à
l'aide d'innovations en robotique[3]. En effet, des robots devraient bientôt pouvoir produire et purifier les brins d'ADN simples de départ, ainsi
qu'automatiser les réactions enzymatiques. L'innovation la plus spectaculaire provient du laboratoire de Leroy Hood du California Institute of
Technology[4]. On y a mis au point quatre nucléotides fluorescents pour
automatiser l'électrophorèse. Un rayon laser fait la lecture de la séquence,
et l'information acquise est directement transmise à un ordinateur.
Ces systèmes de séquençage automatiques peuvent analyser jusqu'à

---

3. V. Smith, C.M. Brown, A.T. Bankier et B.G. Barrell, « Semiautomated
   Preparation of DNA Templates for Large-Scale Sequencing Projects », *DNA
   Sequence*, vol. 1, 1990, p. 73-78.
4. L.M. Smith, R.J. Kaiser, J.Z. Sanders et L.E. Hood, « The Synthesis and Use of
   Fluorescent Oligonucleotides in DNA Sequence Analysis », *Methods in
   Enzymology*, vol. 155, 1987, p. 260-301.

20 séquences simultanément et se vendent environ 150 000 dollars chacun.

Quoiqu'un tel système automatisé accélère grandement la vitesse à laquelle les séquences peuvent être lues et emmagasinées, il souffre toujours de la même limitation que le séquençage manuel : on ne peut toujours séquencer que 500 nucléotides à la fois, car ces derniers sont séparés par électrophorèse sur des gels de polyacrylamide.

L'ÉLECTROPHORÈSE ET LES REPTILES

Toute amélioration des techniques d'électrophorèse représente un gain appréciable d'efficacité autant pour la cartographie que pour le séquençage. La recherche en ce domaine est donc très active. La température, le tampon, le gel et le champ électrique sont autant de paramètres qui doivent être optimisés en fonction de la séparation recherchée. Oubliez le tâtonnement !

Mais comment l'ADN se déplace-t-il durant l'électrophorèse sous l'influence du champ électrique ? Les acides nucléiques sont, en fait, d'énormes ions appelés « polyélectrolytes », qui migrent à vitesse constante en solution sous l'effet combiné des forces électriques et de friction. Mais, lorsqu'elle est dans un gel, la molécule doit traverser un véritable labyrinthe constitué des pores formés par la structure réticulée du gel. Si la molécule n'est pas trop grosse, elle garde sa conformation globulaire compacte, typique des polymères en solution, et le gel agit alors comme un tamis, retardant davantage les plus gros globules parce que ces derniers doivent emprunter des chemins plus tortueux pour traverser le labyrinthe[5]. Pour un globule beaucoup plus gros que la taille moyenne des pores du gel, le modèle du tamisage prédit bien sûr une vitesse nulle. Pourtant, on observe qu'au-delà d'une certaine taille, les molécules ont plutôt une vitesse indépendante de leur masse... et pas nulle du tout ! Des globules ayant 5, 10 ou même 20 fois la taille des pores traversent le gel aussi « facilement » les uns que les autres[6].

Le Français Pierre-Gilles de Gennes et l'Anglais Sam F. Edwards ont introduit dans les années soixante-dix le concept de « reptation » des polymères. Selon ce modèle, les longs polymères forcés de se déplacer dans un milieu dense comme un gel doivent le faire tête (ou queue !) première, comme un serpent dans une plantation de maïs, tout

5. A. Chrambach et D. Rodbard, « Polyacrylamide Gel Electrophoresis », *Science*, vol. 172, 1971, p. 440-451.
6. M.W. McDonnell, M.N. Simon et F.W. Studier, « Analysis of Restriction Fragments of T7 DNA and Determination of Molecular Weights by Electrophoresis in Neutral and Alkaline Gels », *J. Mol. Biol.*, vol. 110, 1977, p. 119-146.

simplement parce que sous forme de globules compacts, ils seraient incapables de progresser[7].

Plusieurs théoriciens ont appliqué avec succès ce concept de mouvement moléculaire reptilien au problème de l'électrophorèse dans un gel. L'idée est simple : quand le globule d'ADN est trop gros pour entrer dans les pores, l'ADN doit se déplier pour traverser le gel « tête » première, comme un serpent... électrique ! Les prédictions de ce modèle sont en surprenant accord avec les observations des biochimistes. Le modèle indique que la dynamique est caractérisée par une compétition entre trois types de conformations. D'une part, un petit serpent se déplace dans le labyrinthe avec une conformation globulaire « éponge », pour laquelle la vitesse décroît inversement avec la masse : dans ce cas, la séparation par électrophorèse est facile[8]. D'autre part, les plus longs serpents s'orientent dans la direction du champ électrique sous l'effet combiné de ce champ et des forces de friction avec le gel. Ils se déplacent alors presque en ligne droite dans le labyrinthe : en d'autres mots, ils sont comme dans un tuyau et leur vitesse ne dépend plus de leur longueur, car ils ignorent qu'il y a un gel. C'est dans ce dernier cas que l'électrophorèse en champ électrique constant cesse d'être utile[9].

Mais le modèle fait plus qu'expliquer ces caractéristiques bien connues de l'électrophorèse[10]. En effet, il prédit aussi que dans le cas des molécules de taille intermédiaire, la tête et la queue du serpent ne peuvent pas décider qui sera en avant ! À cause de ce jeu de souque à la corde, où le serpent prend une conformation en fer à cheval, ces molécules sont « trappées » dans le gel et possèdent ainsi la vitesse la plus faible[11]. En d'autres mots, la théorie prédit que les bandes que les biologistes croient être disposées par ordre croissant de masse sur leurs gels peuvent être dans un autre ordre ! Personne n'avait jamais vérifié ce simple fait avant que Marc Lalande et Chantal Turmel, de l'Institut de biotechnologie, à Montréal, n'observent une telle inversion partielle des bandes sur leurs gels d'agarose, en 1987[12].

7. P.-G. De Gennes, « Entangled Polymers », *Physics Today*, juin 1983, p. 33-39.
8. O.J. Lumpkin, P. Dejardin et B.H. Zimm, « Theory of Gel Electrophoresis of DNA », *Biopolymers*, vol. 24, 1985, p. 1573-1593.
9. *Ibidem*.
10. M.W. McDonnell, M.N. Simon et F.W. Studier, *loc. cit.*
11. J. Noolandi, J. Rousseau, G.W. Slater, C. Turmel et M. Lalande, « Self-Trapping and Anomalous Dispersion of DNA in Electrophoresis », *Phys. Rev. Lett.*, vol. 58, 1987, p. 2428-2431.
12. *Ibidem*.

De récentes simulations sur ordinateur[13] et des observations expérimentales spectaculaires[14] ont démontré que c'est bien la compétition entre ces trois types de conformations moléculaires qui est à la base de l'électrophorèse de grosses molécules sur gel d'agarose. Nous croyons que c'est aussi le cas pour l'électrophorèse sur gel de polyacrylamide. Toutefois, nous ne savons toujours pas pourquoi les molécules de plus de 10 Mb (les chromosomes humains en ont de 50 à 250) semblent refuser de bouger : cela ne nous permet donc pas d'envisager leur séparation par électrophorèse.

LES CHAMPS PULSÉS ET LES MÉGABASES

Avant 1984, on ne pouvait séparer, sur gel d'agarose, que des molécules d'ADN de moins de 40 000 bases environ, car au-delà de cette taille, les forces électriques alignent nos molécules, ce qui annule l'effet séparateur du gel. Pour contourner le problème, Charles Cantor et son étudiant David Schwartz[15], qui étaient alors à l'Université Columbia, eurent l'idée d'alterner la direction du champ entre deux directions approximativement orthogonales, à une fréquence telle que les molécules n'auraient jamais le temps de s'orienter. De cette façon, le serpent ne saurait plus où donner de la tête ! L'effet fut éclatant : de 0,04 Mb, on passa à quelques Mb du jour au lendemain ! S'ensuivit une avalanche de recherches théoriques et de percées techniques sur les champs pulsés croisés (PFGE – Pulsed Field Gel Electrophoresis).

L'idée est donc de garder l'ADN dans un état d'orientation incomplète. En champs alternatifs orthogonaux, la vitesse nette est, selon la diagonale, entre les deux directions choisies. Les modèles de type reptation donnent une bonne description[16] de ce système devenu depuis un produit commercial à succès. Bien sûr, l'utilisation de champs croisés requiert une modification majeure des équipements traditionnels et demeure donc fort chère.

---

13. J.M.Deutsch, « Theoretical Studies of DNA during Gel Electrophoresis », *Science*, vol. 240, 1988, p. 922-924.

14. S.B.Smith, P.K. Aldridge et J.B. Callis, « Observation of Individual DNA Molecules Undergoing Gel Electrophoresis », *Science*, vol. 243, 1989, p. 203-205 ; D.C. Schwartz et M. Koval, « Conformational Dynamics of Individual DNA Molecules During Gel Electrophoresis », *Nature*, vol. 338, 1989, p. 520-522.

15. D.C. Schwartz et C.R. Cantor, « Separation of Yeast Chromosome-Sized DNAs by Pulsed Field Gradient Gel Electrophoresis », *Cell*, vol. 37, 1984, p. 67-75.

16. G.W. Slater et J. Noolandi, « Effect of Nonparallel Alternating Fields on the Mobility of DNA in the Biased Reptation Model of Gel Electrophoresis », *Electrophoresis*, vol. 120, 1989, p. 413-428.

En 1986, nouveau coup de théâtre : le groupe de Maynard Olson de l'Université Washington à Saint Louis, dans l'État du Missouri, découvre qu'en renversant la polarité du champ électrique pour de courtes périodes de temps (par exemple pour une seconde à toutes les trois secondes), on peut aussi séparer d'énormes fragments d'ADN[17]. Cette méthode (FIGE – Field Inversion Gel Electrophoresis) ne nécessite que l'ajout d'un dispositif à chronomètre aux équipements déjà utilisés dans les laboratoires et est donc, en principe, plus simple que le système PFGE.

Mais il y a fréquemment un hic avec la méthode FIGE : alors que des molécules de taille moyenne (p. ex. 0,8 Mb) ont une vitesse nulle, les plus grosses (p. ex. 2 Mb) peuvent avoir la même vitesse que les plus petites (p. ex. 0,1 Mb)[18] ! En d'autres mots, les molécules sont séparées, mais dans un ordre imprévisible (c'est-à-dire que les bandes peuvent être inversées). Rien de surprenant donc dans le fait que le système FIGE n'ait pu se tailler une place de choix malgré sa simplicité !

Depuis, trois méthodes ont été suggérées pour rendre le système FIGE plus fiable. La plus simple consiste à varier la fréquence des pulsations durant la séparation pour éliminer cette inversion[19]. Cela peut se faire, non sans danger toutefois, de façon totalement empirique. Une autre méthode est d'utiliser des pulsations plus intenses, mais de plus courte durée, vers l'avant, afin que le champ moyen soit nul durant la séparation. Cette méthode étonnante, suggérée par le modèle de reptation et appelée ZIFE (Zero Integrated Field Electrophoresis), permet à l'utilisateur de choisir la taille moléculaire au-delà de laquelle les molécules ont une vitesse négligeable[20]. Finalement, un groupe européen a démontré que si les changements de polarité du système FIGE se faisaient à des intervalles aléatoires, les problèmes d'inversion disparaissaient[21]. Les physiciens ont récemment mis en évidence le fait que ce système fonctionne à cause de'la formation accrue de conformations en fer à cheval immédiatement après chaque changement de polarité. Pour élucider le

---

17. G.F. Carle, M. Frank et M.V. Olson, « Electrophoretic Separations of Large DNA Molecules by Periodic Inversion of the Electric Field », *Science*, vol. 282, 1986, p. 65-68.
18. *Ibidem.*
19. *Ibidem.*
20. C. Turmel, E. Brassard, R. Forsyth, K. Hood, G.W. Slater et J. Noolandi, « High-Resolution Zero Integrated Field Electrophoresis of DNA », *in* E. Lai, B.W. Birren (éd.), *Electrophoresis of large DNA molecules*, Cold Spring Harbor Laboratory Press, 1990, p. 101-131.
21. C. Heller et F.M. Pohl, « Field Inversion Gel Electrophoresis with Different Pulse Time Ramps », *Nucleic Acids Res.*, vol. 28, 1990, p. 6299-6304.

mystère FIGE, il aura fallu des méthodes expérimentales complexes et des simulations sur superordinateur[22]!

Que réserve le futur? Il reste à optimiser les différents systèmes pulsés. En fait, il est encore difficile de choisir ses conditions expérimentales pour réussir la séparation recherchée. La compagnie Biorad vient de mettre sur le marché un système automatisé qui choisit lui-même les conditions (un système expert en quelque sorte). C'est certainement la direction à suivre! Par ailleurs, les simulations sur superordinateur nous permettront sans doute de mettre au point de nouvelles configurations de champs pulsés encore plus efficaces.

Mentionnons enfin la découverte que des fluctuations du champ électrique d'une durée de 0,1 seconde ou moins améliorent grandement la séparation des molécules de 1 à 10 Mb[23]. C'est dire que ces molécules énormes réagissent autant à des pulsations d'une heure (période des pulsations en général nécessaire pour des molécules d'une petite taille) qu'à des « hésitations électriques » dix mille fois plus courtes! Encore inexpliqué, ce phénomène promet de faciliter davantage la manipulation de ces gros fragments d'ADN.

Le nombre d'articles scientifiques qui mentionnent le recours aux champs pulsés croît exponentiellement. C'est une des raisons pour lesquelles la cartographie du génome est maintenant possible.

LES REPTILES ET LE SÉQUENÇAGE

En moins de cinq ans, la taille maximale des fragments d'ADN séparables par électrophorèse sur gel d'agarose a fait un bond incroyable d'un facteur 200 grâce aux champs pulsés. Où en est l'autre électrophorèse, celle sur polyacrylamide, étape essentielle du séquençage? Là, le tableau est moins reluisant. Tout comme il y a dix ans, on en est encore à environ 500 bases lues par gel. Les champs pulsés semblent être un échec dans ce cas.

En séquençage, le progrès des dernières années s'est limité exclusivement à l'automatisation du processus. Puisque le chiffre de 500 bases représente la limite apparemment intrinsèque, les technologues ont

22. J.M. Deutsch, «Explanation of Anomalous Mobility and Birefringence Measurements Found in Pulsed Field Electrophoresis», *J. Chem. Phys.*, vol. 90, 1989, p. 7436-7445; G. Holzwarth, R.W. Whitcomb, K.J. Platt, G.D. Crater et C.B. McKee, «Velocity of Linear DNA during Pulsed Field Gel Electrophoresis», *in Electrophoresis of large DNA Molecules, op. cit.*, p. 43-53.
23. C. Turmel, E. Brassard, G.W. Slater et J. Noolandi, «Molecular Detrapping and Band Narrowing with Frequency Modulation of Pulsed Field Electrophoresis», *Nucleic Acids Res.*, vol. 28, 1990, p. 569-575.

entrepris de réduire l'effort et le temps nécessaires pour obtenir chaque séquence de 500 bases. C'est ainsi que s'est développée depuis cinq ans la famille des séquenceurs automatiques déjà décrits plus haut.

Plus récemment, on a vu la mise au point de systèmes d'électro-phorèse où le gel de polyacrylamide est coulé dans un capillaire. Ces systèmes exploitent le fait que le petit diamètre des capillaires (de l'ordre de 0,1 millimètre) élimine presque totalement le problème de sur-chauffe engendré par le courant électrique qui circule (l'effet Joule). On peut donc utiliser des champs dix fois plus élevés et réduire par un même facteur le temps nécessaire pour lire la séquence[24].

Bien sûr, chacune de ces deux dernières approches bénéficierait aussi grandement d'une augmentation de la limite de 500 bases. Pour-quoi les champs pulsés ne semblent-ils pas améliorer le séquençage? En fait, nous croyons que c'est parce que la limite de 500 bases ne cor-respond pas à la grosseur des molécules pour laquelle la vitesse de migration cesse d'être inversement proportionnelle à la taille moléculaire.

En d'autres mots, la limite de résolution du séquençage sur gel de polyacrylamide n'est pas due à l'alignement des molécules, comme le suggérait une extrapolation naïve des résultats obtenus sur gels d'agarose (c'est seulement sur des molécules alignées que les champs pul-sés ont un effet), mais plutôt au fait que même en phase globulaire (pour laquelle la vitesse décroît pourtant inversement avec la taille moléculaire), les molécules n'ont pas des vitesses suffisamment différentes! Par exemple, alors que des molécules de 50 et 51 bases ont des vitesses qui diffèrent par environ 2%, les vitesses des molécules de 1 000 et 1 001 bases ne diffèrent que par 0,1%, ce qui est insuffisant dans la pratique.

Reste-t-il un espoir pour le séquençage traditionnel? Nous croyons que oui. Même si les champs pulsés n'ont que peu d'effets, il reste d'au-tres variables à exploiter. Trois viennent à l'esprit: la forme de l'ADN, la nature du champ électrique et la structure du gel.

Par exemple, une approche originale consiste à ajouter une pro-téine électriquement neutre, la streptavidine, au bout de chaque molécule d'ADN à séparer[25]. Cette protéine globulaire est trop grosse pour se faufiler à volonté dans le labyrinthe du gel de polyacrylamide. Le mou-vement du couple ADN/streptavidine s'arrête donc chaque fois que l'ADN s'est engagé dans un pore trop petit pour que la streptavidine

24. J.A. Luchey, H. Drossman, A.J. Kostichka et al., « High Speed DNA Sequencing by Capillary Electrophoresis », Nucleic Acids Res., vol. 18, 1990, p. 4417-4421.
25. L. Ulanovsky, G. Drouin et W. Gilbert, « DNA Trapping Electrophoresis », Nature, vol. 343, 1990, p. 190-192.

puisse suivre : la molécule doit alors rebrousser chemin et emprunter un autre corridor. Puisqu'il se fait contre les forces électriques, ce recul est fort peu probable et les résultats expérimentaux indiquent que la vitesse nette diminue alors exponentiellement avec la taille de l'ADN. Cette chute rapide permettrait, en principe, de séquencer plus de 1 000 bases sur un seul gel. Mais les problèmes sont nombreux, et jusqu'à présent la pire embûche semble être un élargissement considérable des bandes sur le gel, ce qui rend difficile la lecture de la séquence. D'autres modifications de l'ADN sont aussi possibles : ainsi, un effet analogue à celui de la streptavidine peut être obtenu en neutralisant la charge électrique sur les bouts de l'ADN[26].

Par ailleurs, il est possible que des champs à géométrie complexe puissent garder les bandes étroites tout en augmentant la séparation entre les grosses molécules, ce qui permettrait d'allonger les séquences lisibles.

Augmenter la limite supérieure du séquençage n'est donc pas une conséquence évidente des progrès enregistrés en électrophorèse sur agarose. Il faudra une étude théorique et expérimentale détaillée avant qu'on ne puisse faire des progrès majeurs. L'absence d'orientation moléculaire, qui rend l'ADN moins sensible aux influences extérieures, ainsi que la différence minime de taille entre les molécules compliquent sensiblement notre tâche.

LES TECHNIQUES DE SÉQUENÇAGE DU FUTUR

Quoique les études visant à améliorer les techniques d'électrophorèse sur gel de polyacrylamide puissent bientôt permettre de commencer le séquençage systématique du génome humain, l'ampleur de cette tâche a conduit plusieurs chercheurs à explorer des technologies alternatives[27].

Une des méthodes envisagées consisterait à utiliser quatre didésoxynucléotides marqués avec des isotopes de soufre différents, pour ensuite détecter ces quatre isotopes à l'aide de la spectroscopie de masse[28]. Une deuxième consisterait à produire un support auquel on aurait attaché toutes les séquences de huit bases d'ADN possibles (avec quatre bases, il y a 65 536 octamères possibles), et auquel on ferait ensuite

---

26. G.W. Slater, « Anomalous Electrophoresis, Self-Trapping and « Freezing » of Partially Charged Polyelectrolytes », *Journal de Physique II*, 1992.
27. T. Hunkapiller, R.J. Kaiser, B.F. Koop et L. Hood, « Large-Scale and Automated DNA Sequence Determination », *Science*, vol. 254, 1991, p. 59-67.
28. A.R. Newman, « Human Genome Initiative : Analytical Challenges », *Anal. Chem.*, vol. 63, 1991, p. 25A-27A.

s'hybrider le fragment d'ADN à séquencer. Un ordinateur pourrait par la suite déduire la séquence de ce fragment à partir des octamères reconnus[29]. Une troisième consisterait à synthétiser le brin complémentaire du brin d'ADN que l'on veut séquencer en utilisant des désoxynucléotides marqués avec des molécules fluorescentes de quatre « couleurs » différentes. On isolerait ensuite un seul de ces brins d'ADN, maintenant composé uniquement de nucléotides fluorescents, pour attacher un de ses bouts à la partie supérieure d'une colonne à travers laquelle on ferait circuler un flux de solution contenant une enzyme ayant une activité exonucléasique. Cette enzyme aurait pour effet de dégrader le bout libre du brin d'ADN en libérant les nucléotides fluorescents un à un. Les nucléotides ainsi libérés seraient ensuite détectés au bas de la colonne à l'aide d'un rayon laser[30]. Une dernière méthode consisterait à utiliser des microscopes atomiques, appelés microscopes à balayage à effet tunnel, pour lire directement la séquence des nucléotides d'un fragment d'ADN ayant été déposé sur une surface appropriée[31].

CONCLUSION

Quoique les innovations en électrophorèse soient présentement parmi les plus utiles au Projet du génome humain, des progrès dans les domaines de la chimie, du clonage des gènes, de la robotique et de l'informatique joueront aussi un rôle important. Par exemple, mentionnons la mise au point de méthodes de séquençage par dégradation chimique d'ADN marqué à l'aide de molécules fluorescentes[32], le perfectionnement des méthodes de clonage[33], l'automatisation des manipulations multiples engendrées dans ce projet[34] ainsi que le développement de logiciels et d'ordinateurs spécialisés pour manipuler et analyser les données obtenues[35].

29. M. Barinaga, « Will "DNA Chip" Speed Genome Initiative? », *Science*, vol. 253, 1991, p. 1489.
30. L.M. David, F.R. Fairfield, C.A. Harger *et al.*, « Rapid DNA Sequencing Based upon Single Molecule Detection », *GATA*, vol. 8, 1991, p. 1-7.
31. T. Hunkapiller, R.J. Kaiser, B.F. Koop et L. Hood, *loc. cit.*
32. A. Rosenthal, B. Sproat, H. Voss *et al.*, « Automated Sequencing of Fluorescently Labelled DNA by Chemical Degradation », *DNA Sequence*, vol. 1, 1990, p. 63-71.
33. A.V. Carrano, P.J. de Jong, E. Branscomb, T. Slezak et B.W. Watkins, « Constructing Chromosome and Region-Specific Cosmid Maps of the Human Genome », *Genome*, vol. 31, 1989, p. 1059-1065.
34. R. Cathcart, « Advances in Automated DNA Sequencing », *Nature*, vol. 347, 1990, p. 310.
35. L. Roberts, « New Chip May Speed Genome Analysis », *Science*, vol. 244, 1989, p. 655-656.

Le Projet du génome humain changera la façon dont les biologistes feront leur recherche : ils pourront désormais se concentrer sur la fonction de chacun des gènes et sur leur rôle dans les maladies humaines, plutôt que de passer la majeure partie de leur temps à essayer de les isoler. Une des conséquences indirectes de ce projet sera bien sûr le grand nombre d'innovations qu'il aura suscitées et qui pourront être appliquées à d'autres domaines.

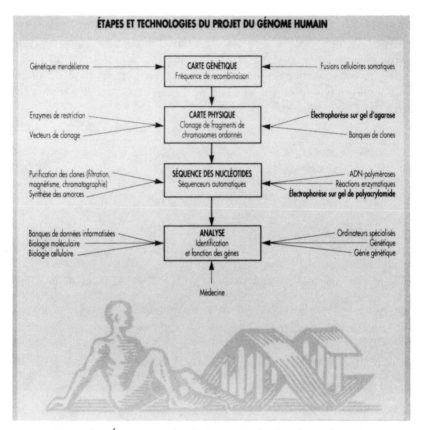

Figure 1   Étapes et technologies du Projet du génome humain

Le but de la cartographie génétique est d'établir l'ordre de plusieurs gènes sur chacun des chromosomes humains. Ces gènes serviront de points de repère pour établir la carte physique. Ces cartes sont construites en observant l'héritabilité des gènes de génération en génération. Si deux gènes d'un des parents sont très près l'un de l'autre sur un même chromosome, ils seront transmis ensemble à tous les enfants de cet individu. Par contre, si ces deux gènes sont loin l'un de l'autre sur un même chromosome, une certaine proportion des enfants de cet individu n'obtiendront pas ces deux gènes. La fréquence à laquelle les enfants d'un individu obtiennent deux gènes de façon simultanée est donc une mesure de la distance qui les sépare. Les unités des cartes génétiques sont les centimorgans (cM), du nom du généticien américain Thomas Hunt Morgan. Un cM représente une chance de 1 % que deux gènes soient séparés par recombinaison dans la génération suivante. On sait maintenant que, chez les humains, 1 cM correspond à environ un million de bases. La carte génétique humaine existante contient des gènes qui se retrouvent à environ tous les 10 cM le long des chromosomes. Les généticiens sont en train d'identifier de nouveaux gènes de façon à augmenter la résolution de cette carte à 1 cM. La fusion cellulaire somatique est une des techniques spécialisées qui permet de déterminer le chromosome humain spécifique sur lequel un gène particulier est situé.

La carte physique sera constituée de l'ensemble des fragments de chromosomes humains clonés dans des vecteurs de clonage à l'aide d'enzymes de restriction. L'électrophorèse sur gel d'agarose est la technique principale utilisée pour isoler, cloner et déterminer l'ordre de ces fragments le long des chromosomes.

Le séquençage de tous les nucléotides qui constituent le code génétique entreposé dans les chromosomes humains sera l'étape la plus instructive du Projet du génome humain : elle nous révélera le message génétique nécessaire au développement et au fonctionnement d'un être humain. Elle promet aussi d'être la plus longue et la plus onéreuse. Par contre, des innovations technologiques dans les techniques indiquées, spécialement en ce qui concerne l'électrophorèse sur gels de polyacrylamide, pourraient rendre cette étape réalisable en moins de dix ans.

L'identification des gènes humains à partir du code génétique nécessitera l'utilisation conjointe d'ordinateurs puissants et de techniques expérimentales de plusieurs domaines de la biologie.

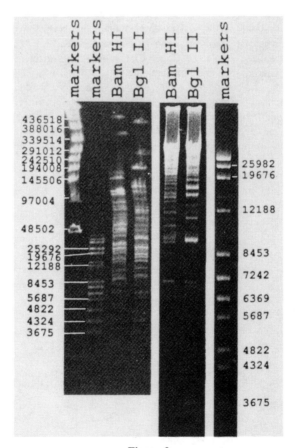

Figure 2

L'ADN est un polyélectrolyte qui se déplace vers l'électrode positive dans une chambre d'électrophorèse (essentiellement une boîte remplie d'un milieu aqueux et possédant une électrode à chacune de ses deux extrémités). Malheureusement, sa vitesse ne dépend pas de sa taille si l'électrophorèse se fait uniquement en phase fluide, ce qui ne permet pas alors de séparer des molécules différentes. La chambre est donc remplie d'un gel submergé d'une solution saline pour que ce gel serve de tamis.

Dans le paragraphe suivant, les notes entre parenthèses s'appliquent au séquençage sur gel de polyacrylamide alors que le texte principal renvoie au gel d'agarose. L'échantillon à étudier est typiquement un mélange de quelques dizaines (centaines) de fragments d'ADN à double (simple) brin de tailles différentes. Les pores du gel ont un diamètre d'environ 2 000 angströms (50 angströms), soit le diamètre d'une molécule globulaire d'ADN de quelques milliers de bases (quelques bases), ce qui permet bien sûr un tamisage optimal pour des molécules de cette taille. Le champ électrique appliqué entre les électrodes est d'environ 3 volts/centimètre (30 volts/centimètre). Des échantillons de molécules de tailles connues sont aussi séparés en parallèle pour procurer un étalon qui sert à estimer la taille des molécules inconnues de l'échantillon sous étude. La séparation est terminée en quelques heures, c'est-à-dire lorsque les plus petites molécules ont atteint l'extrémité du gel. Lorsque des champs pulsés sont utilisés, des pulses possédant une période de 0,1 à 10 000 secondes (0,001 à 1 seconde) sont nécessaires.

La figure 2 montre des exemples de photographies de gels d'agarose* (nous remercions d'ailleurs notre collègue, le docteur Robert Charlebois, du Département de biologie de l'Université d'Ottawa, pour ces photographies). Les fragments d'ADN séparés proviennent de la digestion du génome de *H. volcanii* avec des enzymes de restriction Bam HI et Bgl II. Des marqueurs (ou étalons) sont aussi présents pour mesurer les tailles moléculaires inconnues. Sans champs pulsés (à droite), les molécules de plus de 40 000 bases forment une large bande intense. L'utilisation de champs pulsés permet ici d'isoler des fragments de près de 500 000 bases (à gauche).

---

* R.L. Charlebois, J.D. Hofman, C. Chalkwyk, W. Lam et W.F. Doolittle, « Genome Mapping in Halobacteria », *Journal canadien de microbiologie*, vol. 35, 1989, p. 21-29.

Clonage des fragments d'ADN

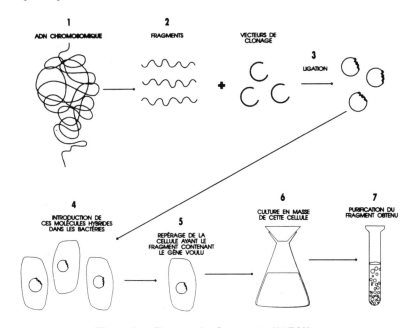

Figure 3   Clonage des fragments d'ADN*

Les techniques de clonage ont toutes une stratégie similaire qui comprend tout d'abord : 1) la purification de l'ADN que l'on veut cloner ; 2) la coupure de cet ADN en fragments plus petits à l'aide d'enzymes de restriction ; 3) la ligation (introduction grâce à l'enzyme ligase) de cet ADN dans des mini-chromosomes (vecteurs) capables de se répliquer dans des bactéries ; 4) l'introduction de chacune de ces molécules hybrides dans des bactéries. La capacité de réplication des vecteurs permet de produire de 10 à 40 copies du fragment d'ADN que l'on veut étudier par les cellules bactériennes. Le clonage comprend ensuite : 5) le repérage de la cellule comprenant le gène voulu ; 6) la culture en masse de cette cellule ; et 7) la purification du fragment voulu pour en obtenir les quantités nécessaires en vue des expériences subséquentes.

Les différences majeures entre les différentes techniques de clonage consistent dans le type de vecteur utilisé et dans le type de cellules à l'intérieur desquelles ces vecteurs vont se répliquer. Les plasmides, les phages lambda et les cosmides sont des vecteurs de cellules bactériennes à l'intérieur desquels on peut cloner des fragments d'ADN étranger de moins de 10 000 bases, de 10 000 à 15 000 bases ou de 40 000 à 50 000 bases respectivement. Les YAC (Yeast Artificial Chromosomes) sont des vecteurs de levures à l'intérieur desquels on peut cloner des fragments d'ADN étranger de 100 000 à 1 000 000 de bases.

---

* Cette figure est adaptée d'une illustration publiée par B. Jordan dans *La Recherche* (« Les cartes du génome humain »), vol. 20, 1989, p. 1486-1494.

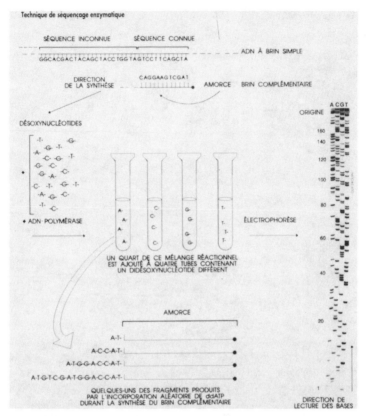

Figure 4   La technique de séquençage enzymatique

Cette technique consiste à synthétiser un ensemble de brins d'ADN complémentaires à partir d'un brin d'ADN simple dont on veut établir la séquence. La synthèse est commencée à l'aide d'une amorce radioactive (ou fluorescente) et est effectuée par une enzyme (l'ADN polymérase) qui incorpore des désoxynucléotides (dATP, dCTP, dGTP et dTTP) ainsi que des didésoxynucléotides (ddATP, ddCTP, ddGTP et ddTTP). L'amorce sert non seulement à commencer la synthèse des brins complémentaires à un endroit précis, mais fournit aussi le groupe chimique 3'-OH nécessaire à la poursuite de la synthèse par l'ADN polymérase. L'ADN polymérase est une enzyme qui polymérise l'ADN, c'est-à-dire qu'elle lie les quatre désoxynucléotides bout à bout pour produire un long brin d'ADN. Les désoxynucléotides sont les constituants normaux de l'ADN ; ce sont des molécules composées d'un sucre, le désoxyribose (d), d'une base (adénine [A], cytosine [C], guanine [G] et thymine [T]) et d'un groupe de trois phosphates (TP). Les didésoxynucléotides (dd) sont des dérivés synthétiques des désoxynucléotides auxquels on a enlevé le groupe 3'-OH situé sur le désoxyribose. Cette modification rend impossible la poursuite de la synthèse d'un brin d'ADN par l'ADN polymérase. L'incorporation de didésoxynucléotides entraîne donc l'arrêt de la synthèse des deuxièmes brins. Cette terminaison est spécifique de chacun des didésoxynucléotides, et la longueur des fragments synthétisés est contrôlée en variant les proportions des deux types de nucléotides (d et dd). Les fragments ainsi synthétisés ont différentes longueurs et peuvent être séparés par électrophorèse sur gel de polyacrylamide. Il ne reste plus ensuite qu'à lire le gel en commençant par le bas. Si le fragment le plus lointain, donc le plus court, se trouve dans la colonne des fragments se terminant en T, la séquence recherchée commence par T. Si le fragment juste avant est de la colonne A, on en déduit que A succède à T. On recompose ainsi, nucléotide après nucléotide, la séquence étudiée.

2   *Des questions pour le présent et le futur*

Grâce à la science, l'homme a progressivement acquis une certaine domination de la nature. Mais si toute conquête libère l'homme de multiples fardeaux, elle peut aussi bien l'enchaîner s'il n'y prend garde.

La compréhension du code génétique, puis la maîtrise de la molécule d'ADN (acide désoxyribonucléique) qui transmet et perpétue la vie sur terre, est l'une des plus belles conquêtes dans l'histoire de l'homme, dont il est encore difficile d'apprécier les immenses bénéfices, mais aussi les dangers.

À chaque avancée de la connaissance l'esprit humain s'inquiète. L'inconnu l'effraie ; mais nous savons bien que rien n'arrête sa curiosité insatiable, qui fait d'ailleurs sa grandeur. Il est prêt à assumer tous les risques pour en savoir plus sur lui-même et sur son environnement.

En ce qui concerne les retombées bénéfiques ou perverses sur le plan éthique de notre maîtrise de la vie ou tout au moins du *programme* de la vie, la première question qui vient à l'esprit est le bien-fondé de la gigantesque entreprise de séquençage du génome humain. C'est certainement un projet grandiose qui doit être mené à bien ; encore faut-il le rationaliser, le « proportionnaliser » en lui fixant des priorités.

Le premier principe sur lequel toute notre philosophie est basée est clair : la maîtrise de notre patrimoine génétique ne peut être exercée qu'au bénéfice de l'homme.

Le but n'est pas simplement de connaître l'enchaînement des quatre bases des trois milliards et demi de nucléotides. En effet, présenté de la sorte, il apparaît comme un défi technologique prodigieux, mais sans grande signification heuristique. Car à quoi cela pourrait-il servir de déchiffrer un livre de trois milliards de lettres sans que nous en connaissions le langage ou, a fortiori, la syntaxe ? Champollion avait le livre devant les yeux, il lui a fallu découvrir la langue et la syntaxe. Tâche déjà énorme. Nous n'en avons ni l'une, ni l'autre.

Cette présentation est tendancieuse et injuste, car désormais, après maintes discussions et réflexions, les spécialistes en arrivent enfin à une notion plus pragmatique : celle de commencer cette lecture par les parties du génome qui produisent les milliers de protéines qui nous composent. Pour cela, il suffit d'utiliser une copie du programme qui s'exprime dans le cytoplasme de chaque cellule sous forme d'ARN (acide ribonucléique) et qui correspond aux protéines spécifiques des fonctions des tissus et des organes dans lesquels cet ARN aura été prélevé. C'est le but que s'est fixé le projet français et c'est sans doute celui qui sera adopté aux États-Unis. La sagesse a prévalu.

En somme, il a été implicitement décidé de s'attaquer aux parties du génome que l'on sait être importantes tant pour comprendre le fonctionnement normal que pour expliquer les anomalies génétiques observées dans certaines familles.

Cela ne veut pas dire que les recherches fondamentales soient pour autant négligées, bien au contraire, car les connaissances acquises de la régulation des gènes des maladies génétiques seront précieuses d'enseignement.

De ces connaissances acquises par une méthodologie systématique découleront sans aucun doute de nouveaux concepts, de nouvelles perspectives ouvrant de nouvelles portes utiles à la santé de l'homme. Le Projet du génome humain est internationalement coordonné par l'association HUGO, mais chaque nation y participe pour son propre compte et avec ses propres moyens.

Dès 1983, donc quatre ans avant le lancement du Projet de cartographie et de séquençage du génome humain (HUGO), nous avons, avec le concours du professeur Daniel Cohen, eu l'idée d'une collaboration internationale en fondant le Centre d'études du polymorphisme humain (CEPH), dont le but serait d'établir rapidement la carte génétique du génome humain.

Nous avons pour cela imité l'esprit des ateliers d'histocompatibilité auxquels nous avions participé depuis tant d'années. Le concept est le suivant : de nombreux laboratoires travaillent sur un même matériel biologique, tantôt des cellules, tantôt des anticorps – en ce qui nous concerne de l'ADN – pour répondre à une question précise à laquelle aucun laboratoire isolé ne pourrait répondre. Nous avons imaginé que si de nombreux laboratoires travaillaient chacun avec leurs propres sondes d'ADN sur le même matériel génétique familial, il serait possible de tracer rapidement une carte primaire, disons à 20 centimorgans, du génome humain.

À cette époque, Botstein et White venaient de proposer l'utilisation des marqueurs polymorphes RFLP pour l'établissement de la carte génétique. Une collaboration amicale s'est alors établie entre la France et les États-Unis. Un échantillon de références de 40 puis de 60 familles françaises et américaines fut constitué. Ces familles comptent en moyenne plus de huit enfants et dans les trois quarts des cas les quatre grands-parents vivent encore. L'ADN des 1 000 membres de ces familles a été extrait des cellules lymphoblastoïdes cultivées en masse et immortalisées, puis distribué gratuitement à la communauté scientifique.

Une centaine de laboratoires travaillent actuellement sur ce matériel commun. Les collaborateurs du CEPH s'engagent simplement à tester avec leurs sondes tous les parents ainsi que les enfants des familles informatives. Les données brutes sont rassemblées à Paris et analysées grâce au programme de liaison multiloci de Marc Lathrop.

Ainsi a été créé, en France, dès 1983, un outil indispensable rassemblant plus de 2 000 marqueurs, que ce soit des fragments polymorphiques de longueur variable (RFLP) ou, plus récemment, des macro et des micro-satellites.

Pour chaque chromosome, une carte consortium, c'est-à-dire établie par les collaborateurs du CEPH eux-mêmes, doit être publiée. Les cartes des chromosomes 1 et 10 ont déjà vu le jour. D'ailleurs, plus de 250 publications font référence à l'aide qui a été apportée par le CEPH aux recherches des collaborateurs.

Il est ainsi remarquable de constater que l'esprit de collaboration qui a été celui des ateliers sur le système antigène leucocytaire humain (HLA) s'est avéré ici encore remarquablement efficace, chacun ayant compris l'avantage scientifique considérable que lui-même et la collectivité pouvaient en retirer.

Le CEPH a essentiellement été créé dans la perspective d'étudier les maladies génétiques. Dès maintenant, il est en train de mettre à la disposition des cliniciens, pour chaque chromosome, une trousse de sondes polymorphes régulièrement espacées sur le chromosome. Grâce à cette trousse, il est possible de localiser plus ou moins étroitement entre deux marqueurs le gène de la maladie considérée. On a réussi à localiser les gènes de la mucoviscidose, de l'ataxie de Friedreich, de la neurofibromatose et de la polypose colique.

Le CEPH a également participé à l'étude de la carte physique du génome humain en établissant trois banques de YAC (Yeast Artificial Chromosomes), c'est-à-dire de larges fragments d'ADN dont la moyenne atteint 400, 600 et même 1 000 kilobases. Ces banques sont mises à la disposition des chercheurs. Ces YAC présentent donc de nombreux marqueurs polymorphes connus. Rassemblés en *contig*, ils aident à établir la carte physique et à localiser avec précision le gène pathologique. Reste alors à l'isoler, à le faire exprimer, à connaître la fonction de la protéine qui l'exprime, dans l'espoir ainsi de pouvoir traiter les malades atteints de la maladie génétique correspondante.

Enfin, plus récemment, le CEPH a pris une nouvelle initiative en fondant avec l'Association française contre la myopathie un véritable service public situé à Évry, aux environs de Paris, destiné à mettre toute l'expérience du CEPH au profit des malades. Là, de nombreuses machines automatiques sont capables à plein rendement de tester l'ADN de 6 000 individus par jour. Ce service est mis à la disposition des chercheurs qui ont pu rassembler un matériel familial suffisant. C'est ainsi que le gène de la myopathie des ceintures a été localisé en trois mois sur le chromosome 15. Sont actuellement à l'étude le diabète de type 2, la rétinite pigmentaire, la schizophrénie et la psychose maniaco-dépressive.

Cette association, unique au monde par son ampleur, a été rendue possible grâce au succès de l'opération Téléthon auprès des Français. Aussi le service public d'Évry a-t-il été appelé « Généthon ».

Mais la France n'est pas seule à collaborer au Projet du génome humain. La Communauté économique européenne (CEE) coordonne à Bruxelles les divers programmes européens, en particulier ceux de la Grande-Bretagne, de l'Allemagne et de l'Italie. Pour accélérer l'établissement de la carte génétique, la CEE finance la distribution de membranes prêtes à l'usage – c'est-à-dire sur lesquelles l'ADN des familles du CEPH a déjà été déposé –, permettant ainsi à de nombreux laboratoires qui n'en auraient pas les moyens de tester leurs sondes et de collaborer ainsi à la carte génétique.

En résumé, l'Europe est très présente dans le Projet du génome humain grâce au financement de la CEE et sous la coordination de HUGO. Il est réconfortant de voir à quel point la communauté scientifique s'est mobilisée pour ce gigantesque programme et de constater que la raison a prévalu en ce sens que ce sont les études concernant les maladies humaines qui ont une priorité absolue.

On ne peut s'empêcher d'admirer l'ingéniosité humaine qui, en quelques années, a développé tous les concepts, toutes les techniques d'abord manuelles puis de plus en plus automatiques de la chimie des nucléotides, jusqu'à l'interprétation des données en nombre fabuleux qui ne peuvent bien évidemment être traitées que par l'informatique.

Les retombées attendues ne sont pas moins impressionnantes. Il s'agit en effet de la maîtrise de la vie. Jamais l'homme n'avait pu imaginer un tel pouvoir. Une seule génération humaine comme la mienne a vu éclore et se développer cette nouvelle puissance. Génération oh ! combien privilégiée, surtout pour ceux comme moi-même qui ont eu la chance d'y participer personnellement.

Mais voyons maintenant les bénéfices attendus et les craintes que soulève cette nouvelle maîtrise.

Distinguons nettement les maladies monogéniques, pour lesquelles un diagnostic de certitude peut être posé, des maladies polygéniques où seul un diagnostic de probabilité, c'est-à-dire de prédisposition, peut être posé.

Les avantages du diagnostic prénatal de certitude, s'il est appliqué avec sagesse et discernement, sont considérables :

– il offre à des familles à risque, ou déjà affligées, la possibilité de choix en toute connaissance de cause, en toute conscience, aidées par les conseils éclairés du médecin généticien, de donner ou non la vie ;

– il offre aux filles des familles dans lesquelles existe un gène délétère, de savoir si elles peuvent en toute sérénité bâtir une famille heureuse ;

– enfin, il offre d'immenses espoirs de thérapie spécifique.

La biologie moléculaire appliquée à des fragments d'ADN prélevés dès la dixième semaine de grossesse est un immense facteur de libération et de bonheur.

Il faut savoir utiliser ce nouvel outil avec sagesse et pondération. C'est là qu'intervient la conscience professionnelle le plus souvent admirable des médecins-conseils.

La situation actuelle est généralement satisfaisante, car elle s'adresse le plus souvent aux affections les plus graves ; mais qu'en sera-t-il demain où le diagnostic prénatal sera possible pour un grand nombre d'affections moins dramatiques ? Les situations limites sont multiples.

Quels sont les critères qui permettront de prendre la grave décision de l'interruption de grossesse ? Interviennent bien sûr la gravité du pronostic de la maladie, le caractère plus ou moins invalidant de celle-ci et les possibilités plus ou moins étendues de thérapie. Intervient aussi l'impact psychologique sur la famille et les autres enfants, car la présence d'un infirme dans une famille peut la déséquilibrer, voire la détruire. De plus, l'accueil d'un infirme varie avec les traditions de la société.

La décision doit bien sûr être laissée entièrement et exclusivement aux parents. Mais la tendance actuelle dans nos sociétés à désirer « l'enfant parfait » peut faire craindre des dérives vers des interruptions de grossesse non justifiées.

À l'inverse, une maladie génétique grave peut ne se déclencher qu'à l'âge adulte. C'est le cas très délicat de la maladie de Huntington, dont les symptômes, la démence, ne surviennent dans la plupart des cas qu'à l'âge adulte. Quelle attitude adopter ?

À ce sujet, une femme dont la mère se mourait de cette affection est venue un jour me consulter. Elle voulait savoir – car en tant que femme le désir d'être mère dominait chez elle – le risque terrible de connaître son destin. Fallait-il le lui dire ?

Pour être efficace, le diagnostic prénatal suppose une organisation complexe. On sait, en effet, que les mutations donnant les mêmes symptômes sont multiples. Chaque famille peut porter une mutation différente. Pour une efficacité maximale, les informations doivent porter sur l'ensemble de la famille et être accessibles à l'ensemble des médecins généticiens.

Ainsi est posé le délicat problème de la collecte du sang chez les individus sains plus ou moins enclins à y consentir. Un problème encore plus délicat concerne le secret de ces informations, qui doivent cependant être accessibles aux généticiens. L'accès à ces fichiers familiaux doit donc être strictement réglementé.

Venons-en maintenant au diagnostic de probabilité, c'est-à-dire à la détection d'une certaine prédisposition individuelle à développer telle ou telle affection.

Des recherches dans ce sens ont été faites de longue date, mais ont été décevantes, en particulier lorsqu'on considérait seulement le système de groupes sanguins ABO. Ce n'est que dans les années 1970 que l'on a mis en évidence des associations parfois spectaculaires entre certains allèles du système antigène leucocytaire humain (HLA) et les affections chroniques, la plus connue étant l'association de la spondylarthrite ankylosante avec HLA-B27.

Une belle moisson a suivi. À l'heure actuelle, plus de 50 maladies, la plupart auto-immunes, sont associées à un allèle HLA. Certaines ne sont que faiblement associées, d'autres le sont très fortement, comme par exemple la narcolepsie associée à 100 % à HLA-DR2.

Mais il est apparu rapidement qu'il s'agissait dans la plupart des cas de maladies polygéniques, que les antigènes HLA n'étaient qu'un des marqueurs et que d'autres gènes intervenaient. Le « terrain » que nos maîtres décrivaient est en fait dû à la rencontre malencontreuse chez un même individu d'un « jeu de gènes » favorisant l'éclosion de la maladie sous l'influence de facteurs environnementaux.

Ces nouvelles connaissances entraînent un nouveau concept, celui de la médecine prédictive. Les techniques automatisées de l'étude de l'ADN permettront en effet à l'avenir de déceler la présence chez un individu de ce « jeu de gènes » ou de ces « jeux de gènes » malencontreux. Et donc, dans une certaine mesure, de déceler la propension de certains individus d'être atteints de diabète, de rhumatisme chronique, d'un certain type de cancer ou même d'affection psychiatrique.

Ainsi est offert à l'humanité un outil à la fois merveilleux et inquiétant. Merveilleux, car il ouvre la possibilité d'envisager une prévention efficace et une gestion rationnelle de son capital-santé ; inquiétant, car il dévoile une destinée dans ses facettes les moins attrayantes.

Il y a un côté merveilleux, car toute connaissance est une libération et, à l'inverse, toute ignorance est une limitation. L'homme a été depuis des millénaires le jouet du destin qu'il ne pouvait contrôler, bien qu'il ait tout tenté pour connaître l'avenir, de la pythie au vol des oiseaux et aux tarots. Aujourd'hui une fenêtre, certes encore discrète, s'ouvre à lui enfin sur des bases scientifiques. Il doit en profiter. Ne vaut-il pas mieux prévenir que d'avoir à guérir ? Et pour prévenir, il faut savoir prédire.

Grâce aux progrès foudroyants de la biologie moléculaire, il sera possible dans quelques années – disons dix ans – de connaître la plupart des gènes responsables de nombreux états pathologiques et de chiffrer la probabilité du risque, chez un individu, d'un diabète, d'une affection cardio-vasculaire, d'un certain type de cancer ou encore peut-être de troubles neuropsychologiques.

Ces connaissances vont permettre une nouvelle médecine qui sera prédictive, une médecine réellement personnalisée, plus performante, peut-être plus économique – je n'en suis pas sûr –, mais certainement plus efficace.

Par rapport à la prévention collective de masse, faite à l'aveuglette comme par exemple la vaccination, il est évident qu'une prévention individuelle sur un groupe à risque ou sur un seul individu que l'on sait à risque sera plus efficace. Cette médecine permettra à chacun, encore une fois, de gérer son propre capital-santé, évitant les facteurs de l'environnement qui peuvent être déclenchants, évitant les professions dangereuses pour lui et mettant sa vie en rapport avec ses capacités physiques, sans compter sur les traitements réellement préventifs ou les traitements curatifs très précocement prescrits qui seraient disponibles.

L'aspect inquiétant est à la fois psychologique et social. Du côté psychologique, certains préfèrent employer la politique de l'autruche et ne pas savoir. Une révélation peut en effet être très traumatisante et il est certain qu'il serait inutile, voire cruel, de révéler un défaut génétique contre lequel il n'existerait aucune parade. Encore faut-il penser à la descendance, et dans ce cas la vérité doit-elle être dite ?

D'autres au contraire prendront ces informations comme un avertissement et y verront un moyen de lutter pour une meilleure destinée.

Du côté social, il nous faudra être attentifs à l'usage que la société pourrait faire de ces informations génétiques. L'utilisation abusive et dévoyée d'un secret individuel pourrait être le fait d'employeurs indélicats. Ceux-ci pourraient – comme ils l'ont déjà fait dans certains pays – exploiter ces informations pour exclure tel salarié de tel emploi ou éviter une embauche. Disons cependant que très exceptionnellement une information de ce type peut être bénéfique : par exemple, un individu vulnérable aux poussières d'amiante devrait être écarté de postes où l'on manipule l'amiante.

De plus, le secret génétique pourrait entraîner les assureurs à majorer les primes des individus à risque, et nous revenons ici au secret nécessaire des données génétiques individuelles ou familiales qu'il est essentiel de protéger très strictement.

Quoi qu'il en soit, les avantages considérables d'une véritable médecine prédictive contrebalancent largement ces inconvénients. La médecine prédictive a un très grand avenir, ce sera celle du XXIe siècle.

Avons-nous le droit de projeter notre pensée vers un avenir encore plus lointain ? Le pouvoir de la génétique sera tel que ce ne seront pas seulement les prédispositions pathologiques qui pourront être décelées, mais bien l'ensemble des caractères et des comportements éventuels d'une personne. Nous en sommes loin, mais il n'est pas impensable que l'on puisse, dès la vie intra-utérine, connaître les traits essentiels de caractères (comportement violent ou tolérant), voire les dons (musicaux ou littéraires). La tentation sera alors grande de vouloir pratiquer une sélection avec les dangers que cela comporte. Sur quels critères et par qui ? N'affabulons pas.

Il nous faut cependant être réalistes et bien savoir que nous vivons un tournant décisif de l'humanité. Il y a depuis le début de ce siècle un fait nouveau d'une importance capitale qui nous échappe au quotidien et qui, projeté sur le siècle, est impressionnant.

Dans le passé, les avantages retirés des progrès des sciences et des techniques contrebalançaient largement les dangers engendrés. Certes le feu brûlait, l'épée tuait, mais les dégâts restaient relativement *limités*. Jusqu'à ces dernières décennies, les abus, quoique considérables, ne pouvaient avoir que des impacts localisés.

Aujourd'hui, c'est l'équilibre même de la biosphère et l'avenir de l'espèce humaine qui sont *globalement* menacés ; il y a donc là un fait nouveau d'une importance capitale. Le droit à la vie et par conséquent à sa protection contre toute utilisation des connaissances allant à l'encontre de la dignité ou de l'existence même de l'homme est sans doute le plus sacré des droits, et c'est ce nouveau droit que le Mouvement universel de la responsabilité scientifique (MURS), dont la branche MURS-Québec, propose d'affirmer dans un nouvel article de la *Déclaration universelle des droits de l'homme*.

Cet article repose sur deux notions aussi essentielles l'une que l'autre :

– l'*acquisition* des connaissances ne doit pas être confondue avec l'*utilisation* des connaissances, comme ne doit pas être confondue la découverte des savants avec l'invention des ingénieurs. Il ne peut en aucun cas être question de ralentir en quoi nque ce soit cet élan instinctif vers la connaissance qui est l'orgueil de l'homme. La connaissance est une éthique en soi. Naturellement, cette acquisition ne doit cependant pas être poursuivie par des moyens allant à l'encontre de la dignité et de la liberté des individus. Des souvenirs récents nous incitent à faire preuve de la plus grande prudence à ce propos. L'expérimentation sur l'homme doit être strictement codifiée, respectant tous les droits de l'individu ;

– l'utilisation des connaissances, leur application en des techniques de plus en plus performantes ne doit plus être soumise aux lois anonymes et impitoyables du profit ou de l'intérêt de telle collectivité ou de tel individu lorsqu'elle va à l'encontre de l'intérêt général de l'humanité.

La liste s'allonge des utilisations abusives, dangereuses ou dévoyées des nouvelles techniques menaçant notre environnement, notre biosphère et l'avenir même de notre espèce.

L'article 31 de la *Déclaration universelle des droits de l'homme* de 1948, que le MURS propose se lit ainsi :

Nul ne peut entraver l'acquisition des connaissances scientifiques. Celles-ci ne doivent être utilisées que pour servir la dignité, l'intégrité et le devenir de l'homme.

Cet article très général, qui couvre toutes les activités humaines, devrait être assorti de principes plus spécifiques, solennellement affirmés par l'Organisation des Nations Unies.

Deux de ces principes se rapportent à la génétique. L'un concerne le patrimoine génétique de l'homme et s'énonce ainsi :

Le patrimoine génétique de l'homme, dans l'état actuel de nos connaissances, ne doit pas être modifié de façon héréditaire.

On comprend tout de suite que ce principe ne concerne pas la génothérapie somatique destinée à corriger un défaut chez un malade sans que le gène modifié ou introduit dans une cellule non reproductrice soit transmis à la descendance. Il s'agit ici d'un des grands espoirs, qu'il ne faut pas décevoir, d'améliorer le sort des malades atteints de maladies génétiques ou même d'autres affections.

En fait, l'introduction d'un gène dans une cellule du corps équivaut à une greffe et est donc parfaitement éthique. Par contre, nous estimons que dans l'état actuel de nos connaissances, il serait inadmissible de modifier des gènes ou d'en introduire de nouveaux dans des cellules germinales ou dans un embryon de quelques cellules. Le caractère modifié ou introduit, dont on ne sait pas actuellement s'il aura des conséquences fastes ou néfastes, serait alors transmis de génération en génération. Bien que nous ne voulions pas exclure à jamais une méthode qui pourrait être maîtrisée et bénéfique pour éradiquer dans une famille une tare héréditaire, nous pensons qu'il y a un danger majeur que cette technique soit utilisée par des mains criminelles au service d'un individu ou d'une idéologie totalitaire. La possibilité de créer des sous-hommes, des esclaves ou des soldats est plus vraisemblable que celle de créer des Mozart. Malheureusement, les deux dernières réunions de généticiens, réunis à Valence en 1988 et en 1990 pour débattre de la bioéthique de la génétique, n'ont abouti qu'à des déclarations dites de Valence qui ne sont pas explicites à ce sujet. Dans la dernière il est simplement dit, d'une manière assez équivoque : « Il faut s'assurer que l'information génétique soit seulement utilisée pour rehausser la dignité de l'individu. »

Nous appelons tous les généticiens à la vigilance et espérons qu'ils affirmeront plus nettement leur refus catégorique de toute altération héréditaire d'un génome humain et bien sûr de tout clonage humain.

Le deuxième principe que nous voudrions voir exprimer par l'Organisation des Nations Unies concerne la commercialisation du corps humain. Il est le suivant :

Le corps humain dans tous ses éléments, cellules, tissus, organes *et y compris son matériel génétique*, n'a pas de prix et ne peut donc être source de profit.

Ce principe a guidé la politique de la France depuis trente ans en matière de transfusion et de transplantation d'organes. Il reflète la position constamment réaffirmée du Comité national d'éthique, présidé par le professeur Jean Bernard et auquel j'ai l'honneur d'appartenir. La position du Comité est claire : l'homme n'est pas une chose ; on lui doit le respect, et en faire un objet négociable irait contre sa dignité.

L'ADN humain n'est donc pas une marchandise, il ne peut être la propriété d'aucun individu ni d'aucune compagnie commerciale. Il ne peut être breveté. Par contre, tout procédé partant d'un matériel humain peut l'être et donc être exploité commercialement, si toutefois le produit créé est bénéfique à la communauté humaine.

La position du Comité, qui est également celle du MURS, est donc parfaitement définie : les éléments du corps humain n'ont pas de prix, seuls les procédés à but thérapeutique ou utiles à l'homme partant de matériel humain peuvent être source de profit. Là encore il y a lieu d'être extrêmement vigilant, les dérapages existent déjà et demandent à être corrigés.

Pour terminer, je voudrais citer le professeur Yves Pelicier, membre du Comité d'administration du MURS :

Le monde moderne a besoin désormais autant d'idées que de techniques. L'écart entre la réalité de la maîtrise du soi et le pouvoir de l'homme sur le monde qui l'entoure s'accroît de façon inquiétante. Ce pourrait être les conditions d'une nouvelle barbarie d'autant plus redoutable que les moyens dont elle dispose sont presque sans limite. Il importe de remédier au vide d'une réflexion éthique adaptée à la science contemporaine. Certaines avances dans le domaine de la génétique sont sans précédent. Le scientifique est doublement engagé à l'égard du succès de ses recherches et de leurs conséquences pour l'avenir humain.

L'acceptation de cette responsabilité est la seule attitude réaliste.

3   *Les applications médicales*

Je voudrais rendre hommage au professeur Jean Dausset qui a contribué de façon très importante à la cartographie du génome par ses travaux sur le système antigène leucocytaire humain (HLA) et dont les recherches ont permis de s'assurer de la compatibilité antigénique des tissus dans les transplantations d'organes. Je vais tenter de brosser un tableau qui résume à la fois le bien-fondé de la cartographie du génome humain et les appréhensions justifiées des gouvernements et des individus face à l'ampleur du développement de cette technologie et face aux risques d'une utilisation non éclairée.

En effet, on ne peut qualifier la cartographie du génome humain de nouvelle aventure technologique puisque déjà, au début du siècle, le monde scientifique se préoccupait de la structure et de la position des gènes dans les micro-organismes et les êtres plus évolués. Rappelons-nous que la cartographie est l'assignation des gènes à un point précis des chromosomes. Plusieurs outils sont utilisés pour réaliser cette carte génique, entre autres les études génétiques familiales, l'analyse des chromosomes, l'étude des cellules somatiques et les techniques de biologie moléculaire.

Par ces études, réalisées au cours des dernières décennies, ont été mises en œuvre :

– les études comparées entre les organismes vivants ;

– l'étude de la fonction des gènes et groupes de gènes qui pourraient avoir certaines affinités ;

– la reconnaissance de régions chromosomiques qui pourraient être associées avec certaines pathologies ;

– la reconnaissance d'une certaine organisation à l'intérieur de la séquence des gènes et la mise en évidence du « polymorphisme », terme utilisé pour indiquer que les individus normaux ont plusieurs séquences d'ADN (acide désoxyribonucléique) qui diffèrent d'un individu à l'autre.

Toutes ces études sont réalisées dans le but de connaître la position des gènes, l'interrelation qui peut exister entre eux, pour éventuellement définir le génome ou la séquence complète de l'ADN. On peut utiliser l'exemple des groupes sanguins ABO découverts en 1900 et de l'antigène Rhésus (Rh) découvert en 1940 pour faire comprendre que tous les gènes ne sont pas situés sur les mêmes chromosomes même si leur rôle semble apparenté : le locus du groupe ABO est sur le chromosome 9 et celui du Rh sur le chromosome 1. La localisation précise de ces groupes sanguins est cependant relativement récente. Il n'est de secret pour aucun que l'hémophilie classique liée au chromosome X est transmise par la mère et n'affecte que les garçons. La cartographie génique remonte donc assez loin dans l'histoire. La liaison entre les gènes nous a permis de comprendre que les échanges entre les chromosomes d'une même paire lors de la méiose vont faire en sorte que si deux gènes sont situés très près l'un de l'autre, ils se transmettront toujours ensemble dans les générations subséquentes.

L'utilisation récente des enzymes de restriction capables de cliver les chromosomes, de caractériser les segments par des techniques d'électrophorèse et de les identifier par autoradiographie est à la base de la génétique moléculaire. De plus, on peut déterminer par voie cytogénétique la position relative de certains gènes sur les chromosomes en utilisant une technique d'hybridation *in situ*, c'est-à-dire en reconnaissant une séquence d'ADN à un point précis du chromosome et en le visualisant, par des techniques radioactives ou encore immunochimiques. À partir de ces interventions, la séquence des acides aminés, contenus dans ces segments, est déterminée et tout changement identifié correspond à un polymorphisme normal ou encore à une modification pathologique ou mutation.

À court terme, le Projet du génome humain vise à déterminer sur les chromosomes des points qui sont distancés d'environ 100 000 paires de bases et d'identifier à l'intérieur de ces marqueurs des séquences d'ADN. En 1983, 824 gènes avaient été ainsi cartographiés. Le dernier catalogue de McKusick en 1990 mentionne qu'il y en a maintenant plus de 1 800[1]. Il ne s'agit évidemment pas ici de l'ensemble des pathologies mendéliennes connues qui totalisaient 4 937 la même année. La majorité des gènes cartographiés sont des gènes de structure. Ainsi, par exemple, nous en retrouvons 192 sur le chromosome 1 qui est le plus grand, 134 sur le 21 qui est le plus court et 179 sur le chromosome X qui a été étudié de façon beaucoup plus exhaustive au cours des dernières décennies. Les scientifiques qui ont orienté leur carrière vers l'étude du génome ont une tâche monumentale devant eux, soit celle de cartographier entre 100 000 et 200 000 gènes représentant le bagage génétique d'un être humain[2].

POURQUOI CETTE CARTOGRAPHIE ?

Il ne s'agit pas ici d'une aventure, mais d'un continuum qui a été publicisé peut-être de façon exagérée ou hors contexte au cours des dernières années. Intriguée par ces découvertes à la fois révolutionnaires et mystérieuses, la presse a consacré une large part de ses chroniques scientifiques aux conférences et travaux qui se rapportent à la cartographie du génome humain. Pourtant, nous progressons dans ce domaine comme nous avons progressé avec circonspection : 1) dans notre lutte contre les infections avec les sulfamidés et les antibiotiques ; et 2) pour prévenir l'érythroblastose fœtale en donnant de l'immunoglobuline aux femmes enceintes Rh négatives.

La cartographie du génome humain est un outil essentiel dans le traitement des maladies génétiques. On reconnaît à l'intérieur du catalogue des maladies héréditaires des malformations qui sont décrites comme étant d'origine multifactorielle : des facteurs génétiques et des impondérables de l'environnement durant la grossesse font apparaître des anomalies comme la fente labio-palatine, le spina bifida ou encore les cardiopathies. À côté de ces malformations d'origine multifactorielle, nous avons, tel que mentionné plus haut, identifié près de 5 000 mutations de gènes à l'origine de maladies héréditaires de nature dominante, autosomique récessive ou encore liées au chromosome X. Nous ne discuterons pas ici de l'hérédité mitochondriale et nous nous bornerons à ne mentionner que son rôle récemment mis à jour[3]. Le spectre des malformations observées dans les anomalies chromosomiques est très grand et

---

1. V.A. McKusick, *The Mendelian Inheritance in Man*, 9ᵉ éd., John Hopkins University Press, 1990.
2. J.C. Stephens, M.L. Cavanaugh, M.I. Gradie, M.L. Mador et K.K. Kidd, « Mapping the Human Genome : Current Status », *Science*, vol. 250, 1990, p. 237-244.
3. E.S. Lander et H. Lodish, « Mitochondrial Diseases : Gene Mapping and Gene Therapy », *Cell*, vol. 61, 1990, p. 925-926.

fonction de la nature des chromosomes impliqués et également de la longueur des segments chromosomiques qui sont manquants ou surnuméraires.

EST-IL VRAI QU'IL N'EXISTE AUCUN TRAITEMENT POUR LES MALADIES GÉNÉTIQUES ?

Cette assertion a malheureusement encore des adeptes dans notre société. Pendant de nombreuses années, on s'est plu à répéter que tout défaut génétique constituait un phénotype immuable[4]. Combien de psychiatres refusaient d'inclure la psychose maniaco-dépressive (bi-polaire) ou la schizophrénie dans le groupe des maladies à substratum génétique puisque cette caractérisation rendait tout traitement injustifiable à leurs yeux.

Dans les maladies génétiques d'origine multifactorielle comme le sténose du pylore, la fente labio-palatine, les cardiopathies et les défauts de fermeture du tube neural, des interventions chirurgicales peuvent corriger totalement le défaut observé à la naissance. On peut aller aussi loin que de parler d'éradication de tumeurs qui peuvent avoir une évolution maligne comme la tumeur de Wilms, le rétinoblastome et certains tératomes retrouvés chez le nourrisson.

DÉPISTAGE DES MALADIES MÉTABOLIQUES CHEZ LE NOUVEAU-NÉ

Dans l'étude du génome et des mutations, rappelons-nous que la phénylcétonurie fut la première maladie métabolique dépistée de façon systématique chez le nouveau-né. Le Réseau de médecine génétique du Québec a fait figure de proue dans ce domaine en instituant à la fois un dépistage universel pour la phénylcétonurie, la tyrosinémie, l'hypothyroïdie et également en mettant sur pied un système de dépistage urinaire des maladies métaboliques. Ce système a même vu au cours des derniers mois l'addition d'une recherche sur le dépistage du neuroblastome en utilisant la technologie déjà mise au point dans le cadre du dépistage urinaire.

Le gène a comme rôle de produire une protéine ou enzyme, indispensable à la structure et au métabolisme cellulaire. L'absence de cette protéine peut se traduire comme dans l'hémophilie par un défaut de coagulation du sang, dans la phénylcétonurie par la non-utilisation de la phénylalanine des protéines alimentaires, dans le diabète par l'ab-

---

4. E.S. Gershon, M. Martinez, L.R. Goldin et P.V. Gejman, « Genetic Mapping of Common Diseases : The Challenges of Manic-depressive Illness and Schizophrenia », *Trends in Genetics*, vol. 6, 1990, p. 282-287.

sence d'insuline indispensable au métabolisme des sucres. Donc, le traitement médical d'une maladie génétique[5] a plusieurs facettes : a) la modification du régime par une substitution sélective d'un ou plusieurs aliments adaptée au déficit enzymatique spécifique (p. ex. le remplacement du lait dans la galactosémie) ; b) l'élimination ou la non-utilisation de certaines substances ou drogues pouvant être toxiques pour certains, comme la succinylcholine chez les individus susceptibles d'avoir un arrêt cardio-respiratoire lors d'une anesthésie générale ; c) le remplacement d'une protéine anormale ou totalement déficiente ; et d) enfin, un jour, le remplacement du gène lui-même responsable de la production de cette protéine.

Mais, direz-vous, on est bien loin du génome et de l'utilité de la cartographie en médecine ! Au contraire, la cartographie est un outil essentiel au développement de la médecine aujourd'hui.

La connaissance du génotype responsable à la fois du développement embryonnaire du phénotype de l'individu et de son métabolisme est d'une importance capitale. L'interaction des gènes permet d'obtenir un équilibre chez l'humain qui fait en sorte que tous les individus de l'univers se distinguent les uns des autres tout en ayant une physiologie propre à l'*homo sapiens*. On se distingue à la fois par la couleur de nos yeux, celle de notre peau, la taille, nos talents et nos défauts, caractères qui sont transmis d'une génération à l'autre et modifiés par l'apport d'un message génétique mixte venant des parents. L'identification des gènes nous permet d'en connaître la structure normale et également l'interaction qui peut exister entre cette séquence d'ADN et les séquences adjacentes, d'où le besoin de cartographie. Le séquençage du génome nous a permis récemment de démontrer que des mutations différentes peuvent survenir dans un des plus grands gènes connus chez l'homme, soit celui de la dystrophine ; des délétions de ce gène engendrent la dystrophie musculaire de Duchenne, une maladie liée au chromosome X. Dans la fibrose kystique du pancréas ou mucoviscidose, une maladie très répandue en Europe et en Amérique du Nord, un individu sur 20 est considéré comme hétérozygote, mais encore là, 75 % des individus ont une mutation identique identifiée comme delta 508 ; 25 % des mutations sont à des sites différents du gène, mutations qui se manifesteront par un phénotype ou une expression variable de la maladie. De là l'importance de connaître les changements de ces gènes et leurs effets, à la fois pour identifier les individus qui sont porteurs ou hétérozygotes et s'assurer qu'il s'agit bien de mutations identiques, avant de donner un conseil génétique

---

5. L.E. Rosenberg, « Treating Genetic Diseases : Lessons from Three Children », *Pediatric Research*, vol. 27, n° 6, 1990, p. S10-S16.

au couple qui a un risque élevé d'avoir un enfant anormal. Partant de ces connaissances en laboratoire, le chercheur envisagera de synthétiser cette protéine connue comme étant la « dystrophine » dont la structure fine reste encore à définir. On tente déjà de traiter les enfants atteints de dystrophie musculaire en se basant sur le rôle connu de cette protéine.

La production d'une protéine peut faciliter le traitement d'une maladie par voie de remplacement, comme on le mentionnait plus haut lorsqu'il s'agit de l'insuline ou de l'hormone de croissance. C'est cette technique de remplacement qui a justifié la greffe de moelle osseuse chez l'individu présentant un déficit immunitaire sévère. L'application de cette technique de traitement par remplacement a évolué avec l'étude du génome humain. En effet, depuis longtemps, les chercheurs envisagent de donner à l'individu un gène normal qui pourrait être incorporé dans le génome par l'injection de cellules qui prendraient souche au niveau de la moelle osseuse ou encore dans un organe comme le foie.

En septembre 1990, le National Institute of Health (NIH) a finalement reçu la permission de retransfuser à une fillette de quatre ans des leucocytes qui avaient subi une manipulation génétique en vue d'y incorporer le gène de l'adénosine déaminase (ADA). L'absence de cette protéine se traduit par un déficit immunitaire sévère. Peut-être qu'une fois en place, ces cellules auront la capacité de produire l'enzyme et corriger le défaut génétique dont souffre la jeune patiente. En deux mots, un prélèvement sanguin suivi de la séparation de certaines cellules blanches identifiées comme cellules « T » et leur multiplication en grande quantité *in vitro* permettent d'obtenir une masse cellulaire jugée suffisamment importante pour corriger le défaut en question. Ce défaut sera corrigé par la mise en contact de ces cellules avec un virus contenant une copie du gène humain produisant l'adénosine déaminase. À son arrivée dans les cellules, le virus s'incorpore au génome et se multiplie au même rythme que les cellules elles-mêmes. Évidemment, cette expérience n'aurait jamais été possible si les techniques de manipulation génétique n'avaient pas été développées. Que cette première expérience soit couronnée de succès ou non, le modèle de traitement est maintenant bien établi et ce n'est qu'une question de temps avant que l'on puisse réaliser l'incorporation permanente de cellules modifiées. La définition du génome mènera-t-elle à l'eugénisme ? Ceux qui craignent le développement de la biologie moléculaire défendront cette thèse avec arguments voulant que la société veut éliminer les fœtus anormaux, qu'elle ne fera aucune distinction entre les anomalies mineures et majeures, qu'elle n'encouragera la reproduction que chez les individus « sains » et libres de toute mutation délétère décelable, pour aller même jusqu'à définir ce qu'un individu devrait avoir comme bagage génétique pour être apte à procréer.

Le même groupe exigera que tout individu appelé à être donneur de sperme pour une clinique d'insémination artificielle subisse tous les examens « disponibles » pour s'assurer de la qualité et de la nature de son génotype, ce qui par contre serait probablement souhaitable.

À l'heure actuelle, aucune des hypothèses extrémistes brimant la liberté des individus ne retrouve d'appui chez les généticiens et, je l'espère, chez les politiciens. Il est vrai que nous souhaitons un dépistage pour éliminer les mutations majeures et fréquentes comme la fibrose kystique du pancréas ou d'autres maladies dont l'incidence pourrait être plus élevée dans un isolat. Mais le but du dépistage demeure avant tout le traitement précoce des maladies génétiques et si possible, un jour, le traitement *in utero* de certaines maladies.

Dans la foulée de ces recherches moléculaires, on est également confronté avec l'identification de maladies d'apparition tardive comme la polykystose rénale, la chorée de Huntington ou la dystrophie myotonique de Steinert. D'abord, devons-nous rechercher ces maladies chez le fœtus ou le jeune enfant ou ne devons-nous le faire que si des mesures thérapeutiques peuvent être appliquées[6]? Cette dernière avenue semble plus appropriée. Et que dire des gènes qui prédisposent à l'apparition d'une maladie débilitante comme le diabète, la sénilité précoce, les néoplasies? Les implications sociales et légales de ces examens, qui seraient un jour réalisables, sont nombreuses[7] : ainsi, les risques individuels étant connus, l'accession à un emploi, l'assurabilité et parfois même les droits à une succession pourraient être compromis. On peut à juste titre se demander si les droits fondamentaux de l'individu ne pourraient pas être lésés.

En conclusion, on peut modifier des enzymes pour s'assurer qu'une réaction devienne opérationnelle, on peut inhiber le métabolisme si un produit toxique est produit en quantité anormale, remplacer une protéine ou encore tout un organe comme dans la transplantation hépatique chez le tyrosinémique. La thérapie génique n'est encore, direz-vous, qu'expérimentale ; cependant, tous ces travaux sont orientés vers la guérison de l'individu et non pour le handicaper.

Il faut donc isoler le gène, lui trouver un moyen de transport ou une capsule qui va le véhiculer et le déposer à l'endroit voulu dans une

---

6. P.S. Harper et A. Clarke, « Should We Test Children for Adult Genetic Diseases ? », *The Lancet*, vol. 335, 1990, p. 1205-1206.

7. B.M. Dickens, « Some Legal and Ethical Implications of Genetic Predictability », *Transplantation/Implantation Today*, 1990, p. 24-30 ; J.C. Fletcher et D.C. Wertz, « Ethics, Law and Medical Genetics : After the Human Genome is Mapped », *Emory Law Journal*, vol. 39, 1990, p. 747-809.

cellule. Cette première partie semble relativement facile. La phase critique de l'opération est d'assurer la survie de ces cellules et leur fonctionnement. Cette thérapie soulève-t-elle un problème éthique ? Pouvons-nous, même si les risques semblent infimes, introduire des particules virales sans connaître les effets à long terme ou les changements qui peuvent résulter de cette incorporation ? Sommes-nous en mesure d'affirmer que notre société peut faire le choix d'adopter ces thérapies exceptionnelles tout en sachant que d'autres groupes de malades sont privés de services essentiels et moins coûteux ? L'individu ou ses proches peuvent-ils exiger que toutes les mesures soient mises en place ou, le cas échéant, refuser un traitement qui pourrait s'avérer efficace ?

L'analyse du génome nous donne une meilleure connaissance de l'homme, elle permet d'identifier des défauts génétiques et leur mécanisme d'action et de développer une médecine préventive très efficace grâce à l'identification des porteurs et aux conseils qui sont donnés aux familles. Le traitement des maladies est le but ultime de ces travaux de recherche, et tout ceci est réalisé sur une base constructive. Nous sommes très loin de la science-fiction et de la manipulation du bagage génétique pour des motifs autres que préventifs ou thérapeutiques. Il incombe à la société, aux groupes scientifiques et aux bénéficiaires des soins de la santé de s'engager dans ces projets et d'en évaluer le bien-fondé à la lumière des ressources économiques et humaines disponibles.

4

De l'animal à l'humain ? Un regard sur l'avenir*

INTRODUCTION

Le rôle qui m'incombe est quelque peu ingrat. Je dois, en effet, présenter les artifices techniques auxquels nous avons recours pour modifier le génome d'un animal, pour créer ce qu'on appelle, dans le jargon scientifique, un « animal transgénique ». J'ai décidé d'axer mon propos sur les aspects techniques afin de démontrer quelles sont les grandeurs et les limites de nos outils, et de démontrer du même coup combien notre approche est simple, voire banale.

Comme vous pourrez le constater, rien n'est simple lorsqu'on manipule des embryons humains, ni dans les gestes, ni dans la pensée. Je compte donc présenter des résultats obtenus chez la souris, pour ensuite montrer les manipulations que nous poursuivons chez les animaux de ferme, pour enfin discuter de ce que serait l'équivalent chez l'humain. Certaines images vont surprendre, et peut-être même choquer. Mais elles n'ont pour but que de faire le point sur l'état actuel de la recherche effectuée ici et ailleurs dans le domaine de la manipulation génétique.

---

* *Note de l'auteur.* Afin de demeurer fidèle à l'esprit, à l'atmosphère et aux visées de la conférence, j'ai adopté, dans ce chapitre, un style plutôt libre et interjectif que littéraire. Le lecteur qui n'a pas assisté au colloque devra faire un effort d'imagination pour compenser les descriptions techniques à l'aide d'éléments visuels que nous n'avons pu reproduire ici.

En insistant sur les méthodes déployées, je désire mettre en évidence les difficultés que représente l'application de ces techniques chez l'humain, mais, du même coup, je souhaite susciter suffisamment de craintes pour que, dès maintenant, soient posées les balises.

L'ANIMAL TRANSGÉNIQUE

Par définition, un animal transgénique est un animal qui possède dans son génome un gène supplémentaire qui lui est étranger. C'est en quelque sorte un nouvel animal créé par l'homme. D'où vient cette volonté de manipuler le génome animal, et quels en sont les buts ? L'initiative s'amorce à la fin des années 1970, alors que l'on assiste au développement rapide des outils de la biologie moléculaire qui vont permettre de manipuler l'ADN (acide désoxyribonucléique), de le couper, de le cloner et de le réorganiser. Rapidement, on a voulu faire mieux en redonnant au gène précipité dans le fond du tube sa signification première. Pour cela, les chercheurs se sont donc tournés vers différents modèles pour étudier quelles étaient les fonctions de ces gènes et de quelle manière ils étaient régulés. Le premier système exploité fut celui des cellules en culture. Ces gènes étaient transfectés dans des cellules pour en vérifier l'expression. Mais très vite on s'est aperçu que le système était très limitant, puisqu'on ne pouvait mettre en culture tous les types cellulaires de tous les tissus que possède un animal et qu'il était impossible d'étudier ces gènes dans différents contextes, entre autres durant le développement embryonnaire. De là jaillit l'idée de microinjecter de l'ADN cloné dans des embryons de souris. Les premières tentatives furent couronnées de succès. S'intégrant dans le génome de l'embryon avant la première division cellulaire, cet ADN étranger allait contribuer à la formation de tous les tissus et il devenait possible de diriger l'expression dans certains tissus cibles de l'animal transgénique. On venait donc de développer un système d'étude *in vivo* qui était de loin supérieur à celui de la culture de cellules. Il fut démontré par la suite que l'expression du gène était influencée par les apports sanguins, par le système immun, dans un tissu bien organisé. Ce système devint particulièrement attrayant pour l'étude des oncogènes, ces gènes dérégulés qui sont impliqués au début et au cours de l'évolution de certaines formes de tumeurs. On sait notamment que le contact cellules à cellules et l'intervention du système immun jouent un rôle de premier plan dans le processus de cancérisation.

La production de souris transgéniques constitue aujourd'hui l'outil le plus puissant que nous ayons développé pour produire des modèles pour des maladies humaines comme le SIDA, le cancer ou les maladies dégénératives du cerveau.

LA TECHNIQUE

Des souris sont d'abord superovulées à l'aide d'hormones, de façon à faire augmenter le nombre d'ovocytes, normalement de 10 à 12, jusqu'à 50 par souris (figure 1). Après stimulation hormonale, ces femelles sont croisées avec des mâles fertiles. Vingt-quatre heures plus tard, on sacrifie les femelles ayant copulé, pour recueillir les embryons au niveau de l'oviducte. Sous microscope, l'ADN d'intérêt est microinjecté dans les embryons unicellulaires au stade des deux pronuclei. Les embryons qui auront résisté à ce stress mécanique seront transférés dans des femelles porteuses ou pseudogestantes, obtenues par croisement avec des mâles vasectomisés. Chez la souris, la stimulation de l'utérus au moment de la copulation est suffisante pour induire un état de pseudogestation. Les embryons manipulés sont transférés dans ces femelles qui vont porter les fœtus comme s'il s'agissait de leur propre progéniture. Généralement, on replace des embryons de souris brunes dans des femelles blanches pour s'assurer de la stérilité du mâle vasectomisé qui provient d'une souche de souris blanches.

Des souris qui vont naître, seulement un faible pourcentage aura intégré le gène que l'on a microinjecté. Pour déterminer quelle souris est porteuse du gène qui nous intéresse, 21 jours après la naissance, on coupe environ un centimètre de queue de chacun des rejetons et on analyse l'ADN par les techniques courantes de biologie moléculaire.

La microinjection s'effectue à l'aide de micromanipulateurs couplés à un microscope doté d'un éclairage de Nomarski. Ce type d'équipement ne diffère en rien des montages en usage dans les laboratoires au cours des années 1960. Les embryons de souris mesurent environ 100 millimètres de diamètre, et la pipette de microinjection, environ 1 millimètre de diamètre en son extrémité. De là la nécessité de démultiplier les mouvements. Les pipettes de microinjection sont fabriquées à partir de capillaires de verre étirés, technique qui, encore une fois, était disponible il y a plusieurs décennies. Donc, jusque-là, aucun équipement relevant des perfectionnements techniques récents n'est requis.

La figure 2 montre un embryon au moment de la microinjection. Une micropipette sert à positionner l'embryon alors que l'autre contient de l'ADN qui va être microinjecté dans l'un des deux noyaux. Autour de l'embryon, on reconnaît la zone pellucide et à l'intérieur du cytoplasme deux noyaux, un qui provient de l'ovocyte et l'autre qui a été fourni, réorganisé, à partir du spermatozoïde, après fécondation. Donc, l'ADN sera déposé dans l'un des deux pronuclei, généralement le pronucleus mâle puisqu'il est plus accessible et un peu plus volumineux que le pronucleus femelle. À la suite de ces manipulations, les embryons seront transférés dans l'oviducte de femelles pseudogestantes, ce qui constitue, sans aucun doute, l'étape la plus critique du processus.

RENDEMENT

Dans les meilleures conditions, c'est-à-dire en utilisant le meilleur tampon et une quantité d'ADN optimale, on obtient un taux de survie d'environ 30 %. À partir d'une centaine d'embryons microinjectés, on peut espérer obtenir cinq souris transgéniques. De ces cinq souris transgéniques, en moyenne, deux n'exprimeront pas le gène correctement. Les événements qui contrôlent l'intégration du gène étranger nous échappent complètement. Le site d'intégration de l'ADN ainsi que le nombre de copies sont déterminés au hasard. Conséquemment, pour un même gène, nous obtiendrons des animaux transgéniques différents de par le niveau et la spécificité d'expression tissulaire.

Bien que le rendement de la technique soit relativement faible, il sera possible d'obtenir un grand nombre d'animaux transgéniques puisque le gène est généralement transmis de façon mendélienne à la progéniture. Il devient alors facile de dériver des lignées homozygotes en croisant deux souris hétérozygotes de la même portée.

SOURIS TRANSGÉNIQUES ET MALADIES HUMAINES

Rappelons brièvement qu'un gène est composé de deux parties : les séquences codantes qui vont être traduites pour donner une protéine, et les séquences régulatrices qui vont conférer la spécificité d'expression tissulaire au gène auquel elles sont reliées. Ces séquences régulatrices sont retrouvées généralement en amont de la partie codante.

Connaissant les séquences spécifiques qui régulent un gène donné, il devient possible de prendre ces éléments de régulation et de les souder à un gène, pour le forcer à s'exprimer dans un tissu cible, ce qui normalement ne se produirait pas. À titre d'exemple, il est possible de diriger vers le cerveau l'expression d'une protéine qui n'est synthétisée que dans la peau, en soudant aux séquences de cette protéine les éléments régulateurs du gène des neurofilaments qui n'est exprimé que dans le cerveau.

La figure 3 montre un exemple de souris transgéniques que nous avons produites dans le laboratoire du docteur Paul Jolicœur à l'Institut de recherches cliniques, à Montréal. Le but du projet consistait à construire un modèle pouvant nous permettre d'étudier le début et la progression du cancer du sein chez la femme. Pour y arriver, nous avons placé l'oncogène H-ras sous le contrôle des éléments de régulation du

LTR *(long terminal repeat)* du rétrovirus MMTV *(mouse, mammary tumor virus)*. L'oncogène H-ras fait partie d'une famille de gènes qui ont la propriété de faire passer une cellule d'un état normal à un phénotype transformé. L'oncogène H-ras porte une mutation qui lui donne des propriétés transformantes. Ce gène activé a été retrouvé dans plusieurs tumeurs humaines et, plus particulièrement, dans les tumeurs du sein. On a donc construit un gène hybride de façon à diriger l'expression de cet oncogène dans la glande mammaire de la souris pour vérifier si effectivement cet oncogène était efficace pour induire des tumeurs et pour analyser la cinétique d'apparition de la maladie. Nous avons engendré cinq lignées de souris transgéniques.

Comme le montre la figure 3, les souris qui expriment l'oncogène développent des tumeurs souvent multiples (adénocarcinomes) de la glande mammaire. Ces images n'ont pas pour but de choquer. Ces souris transgéniques n'ont pas été produites comme animaux de cirque. Elles doivent servir de modèles pour mieux comprendre les mécanismes d'apparition et d'évolution du cancer. Elles permettront en particulier de tester différentes approches thérapeutiques pour renverser le processus de cancérisation.

La figure 4 montre des souris transgéniques mâles chez qui la spermatogénèse est perturbée. La taille des testicules est réduite et il y a absence de spermatozoïdes.

Ces mâles ayant subi une « castration génétique » seront infertiles toute leur vie. Cet arrêt de la spermatogénèse est relié à la présence de l'oncogène c-myc dans les testicules de ces souris. Bien que les mâles ne développent pas de tumeurs, nous avons observé, chez les femelles, l'apparition sporadique d'une forme d'hyperplasie qui semble affecter le tissu utérin. Donc, les effets d'un transgène peuvent être très différents suivant le sexe et, conséquemment, les phénotypes peuvent être imprévisibles. Nous avons donc ici un modèle pour étudier les événements moléculaires qui participent au processus de la spermatogénèse.

Dans certains cas, il a été démontré qu'il était possible de « guérir » une maladie génétique, en introduisant dans l'embryon des copies du gène « corrigé ». C'est le cas, par exemple, des souris qu'on appelle *shiver mice*, qui portent une mutation dans le gène de la myéline. La déficience de myéline entourant les neurones entraîne des désordres neurologiques de telle sorte que dix jours après la naissance, ces souris tremblent continuellement, après quinze jours elles paralysent, et meurent au-dessous de vingt jours. En introduisant dans les embryons des copies du gène normal de la myéline, on obtient des souris transgéniques qui survivent et présentent un phénotype normal. Ces expériences indiquent donc qu'il est possible de « corriger » un défaut génétique en manipulant l'ADN des embryons.

Cependant, l'introduction de gènes étrangers dans le génome des animaux peut mener, dans environ 15 % des cas, à des mutations de gènes importants. En d'autres termes, l'insertion du transgène peut inter-rompre, briser la structure d'un gène nécessaire au bon développement de l'organisme. Ces mutations peuvent être létales ou même entraîner la malformation de certains organes. Bien que non souhaitable, cet événe-ment constitue, pour le biologiste moléculaire, une occasion unique d'identifier et éventuellement cloner le gène muté.

ANIMAUX TRANSGÉNIQUES DE FERME

La production de souris transgéniques surexprimant l'hormone de croissance de rat constitue sans aucun doute une des expériences parmi les plus spectaculaires. Ces souris montraient un gain de poids allant jus-qu'au double d'une souris normale, tout en utilisant plus efficacement la nourriture. Rapidement, on a voulu transposer cette approche chez les animaux de ferme. Mais avant d'y parvenir, différents problèmes tech-niques devaient être résolus. Plus particulièrement, la superovulation des animaux comme la vache, le porc, le mouton et la chèvre ne fournit qu'un nombre limité d'embryons, qui ne sont pas toujours de bonne qua-lité. Par ailleurs, l'organisation cytoplasmique des embryons diffère con-sidérablement des embryons de souris, de telle sorte que l'on doit cen-trifuger les embryons afin de dégager les pronuclei. Cette étape constitue un traumatisme supplémentaire qui abaisse le taux de survie.

Depuis quelques années, notre équipe, en collaboration avec le groupe du docteur Marc-André Sirard, s'intéresse à la production de bovins transgéniques. Le docteur Sirard a développé des techniques permettant d'utiliser les ovules provenant d'ovaires récoltés à l'abattoir. Ces ovocytes sont maturés et fécondés *in vitro* de telle sorte qu'il est pos-sible d'obtenir plus de 400 embryons par jour.

En vue de contourner les problèmes associés à la microinjection des embryons bovins, nous avons mis au point une technique nouvelle qui utilise le spermatozoïde comme vecteur pour transporter l'ADN étran-ger dans l'ovocyte au moment de la fécondation. Les spermatozoïdes sont soumis à un champ électrique qui induit l'ouverture de pores dans la membrane. L'ADN étranger est alors associé au spermatozoïde, qui devient le véhicule du transgène. Par marquage au 32P, nous avons démontré que l'ADN était efficacement transporté dans l'ovocyte. Nous avons transféré des embryons ainsi produits dans des vaches receveuses et d'ici peu nous serons en mesure de dire si le gène étranger s'intègre dans l'ADN génomique de l'animal.

Plusieurs applications sont envisagées. On peut imaginer modifier la composition de la viande, en réduisant la quantité de gras, par exemple, ou encore introduire des gènes qui augmenteraient la résistance à certaines maladies virales. En ce qui nous concerne, nous voulons utiliser le pis de la vache comme bioréacteur pour y faire produire des substances d'intérêt pharmacologique comme l'α-1-antitrypsine et les facteurs de coagulation humains. Par ailleurs, nous comptons modifier la composition du lait par manipulations génétiques. En variant le rapport de certaines protéines, on obtiendrait un lait aux propriétés nouvelles, comme une meilleure résistance à la chaleur.

La figure 5 nous montre des côtelettes provenant de porcs normaux et de porcs transgéniques surexprimant le gène de l'hormone de croissance. Comme on peut le constater, les côtelettes de porc transgéniques sont plus maigres que les côtelettes de porcs normaux. Cependant, la surexpression de cette hormone chez le porc entraîne aussi des effets indésirables comme l'apparition de diabète, la malformation des articulations, l'arthrite et l'infertilité. Ces phénotypes sont associés à un mauvais contrôle de l'expression du transgène. Plusieurs équipes s'intéressent maintenant davantage à créer des séquences qui permettront de contrôler plus finement l'expression du transgène.

De récentes expériences montrent qu'il est possible, chez la souris, de remplacer un gène endogène par une copie modifiée. Chez les souris transgéniques le gène intégré constitue de l'ADN supplémentaire, ajouté à l'ADN génomique. Or on est maintenant en mesure d'enlever un gène faisant partie de l'ADN génomique pour y substituer une copie portant des modifications qu'on veut bien y introduire. Cette technique, faisant appel à la recombinaison homologue, nécessite la mise en culture de cellules embryonnaires, suivie de la sélection de recombinants qui seront microinjectés dans des blastocytes de souris. L'animal résultant de ces manipulations sera nécessairement chimérique, c'est-à-dire que le gène muté ne sera présent que dans un certain pourcentage des cellules. Pour obtenir un animal « entièrement » transgénique, il faudra croiser la souris chimérique pendant plusieurs générations. Cette approche est longue et coûteuse. Pour ces raisons, elle ne peut être appliquée aux animaux de ferme.

ET L'HUMAIN ?

La figure 6 nous montre un embryon humain au stade de une cellule. Si on le compare à l'embryon de souris, les différences morphologiques sont minimes, et, en principe, il serait facile de microinjecter dans l'un des pronuclei de l'embryon humain. Cependant, des problèmes techniques rendent l'approche périlleuse chez cette espèce. Le tableau des paramètres pris en considération pour la manipulation d'embryons résume les principales différences qui caractérisent le « matériel » humain par rapport à la souris. Ainsi, les protocoles de stimulations hormonales utilisés dans des programmes de fécondation *in vitro* chez l'humain ne produisent en moyenne que de 5 à 6 embryons par patiente. Par ailleurs, les embryons humains sont extrêmement sensibles aux variations de température, de pH et aux chocs mécaniques. Et même si l'on parvenait à microinjecter dans l'embryon humain sans tuer la cellule, il n'y a pas de raison pour que le taux de réussite soit plus élevé que chez la souris, soit de l'ordre de 5 %. Les embryons humains manipulés ne seraient pas non plus à l'abri des mutations par insertion dont nous avons parlé précédemment. Ainsi, il pourrait arriver qu'en voulant corriger un défaut génétique, on induise l'activation d'un gène qui mènerait à l'apparition d'une leucémie, par exemple, durant l'enfance. Finalement, le nombre de gènes que l'on manipule se limite à un ou deux à la fois. Or on sait qu'un caractère génique est souvent contrôlé par plusieurs gènes, et que certains de ces phénotypes vont même varier selon certains facteurs environnementaux.

DES SOURIS ET DES HOMMES

Ce résumé des problèmes associés à la production d'« humains transgéniques » nous indique qu'il est pour l'instant techniquement impensable de manipuler des embryons humains. Mais au-delà, bien au-delà des questions techniques, il y a la vie. Je ne suis ni philosophe, ni avocat, ni sociologue, ni alarmiste, ni extrémiste. Je suis avant tout biologiste et père de famille.

Ici, je change de rôle. On m'a demandé de donner une opinion sur ce que pourrait être l'application chez l'humain des techniques que j'utilise. Or, une opinion se bâtit et découle de ce que nous sommes, de l'éducation que l'on a reçue, des valeurs qui nous habitent. Si on avait invité un autre biologiste, vous auriez possiblement eu droit à une autre opinion.

Mais lorsqu'on est seul avec son microscope, à observer des embryons, des après-midi durant, on finit inexorablement par dériver sur des questions morales, éthiques et philosophiques. Au point qu'il m'est arrivé, en manipulant des embryons humains, d'avoir l'impression d'être observé plutôt que d'être observateur.

Je crois que la vie commence au moment de la rencontre des deux gamètes. Alors que les deux pronuclei fusionnent, le processus est amorcé pour le meilleur ou pour le pire. Je crois que rien ne peut justifier l'intervention d'une micropipette dans la destinée de cet embryon. Certains me taxeront d'une douce naïveté. Mais lorsque j'observe un embryon humain sous le microscope, ce que je vois, c'est l'enfant qui va en résulter. Je suis incapable de me dissocier de ces images. C'est comme si la première empreinte, elle était là, comme si le premier sourire, il était là. Et dans ces conditions, manipuler des embryons humains devient une responsabilité difficile à porter.

Les expériences que je vous ai présentées méritent d'être effectuées. Les buts sont louables. Trouver des solutions au cancer ou au SIDA apparaît tout à fait justifiable. À mon avis, les souris transgéniques constituent les outils les plus valables que nous ayons pour produire des modèles de maladies humaines. Bien sûr, nous sommes conscients des effets indésirables que peuvent induire les transgènes et nous tentons de réduire les souffrances au maximum. Des organismes universitaires et gouvernementaux voient à l'application des règles de bons soins aux animaux et chaque protocole doit être approuvé avant sa mise en application.

Produire des vaches transgéniques dont le lait serait modifié présente un caractère un peu plus mercantile. Cependant, l'animal n'est pas, dans ce cas, utilisé comme modèle et ne subit aucun traitement différent de ceux imposés aux vaches laitières.

Là où la démarche me rend moins à l'aise, c'est en ce qui a trait à l'électroporation des spermatozoïdes. Rendre la technique d'intégration des gènes plus simple en utilisant le spermatozoïde comme vecteur peut avoir des répercussions sur la manipulation d'embryons humains. Ici, la question de la responsabilité scientifique se pose. Est-ce que je dois cesser d'utiliser le spermatozoïde comme vecteur parce qu'il existe une possibilité que quelqu'un d'autre récupère la technique pour l'appliquer à l'humain ? Mais toute découverte risque d'être utilisée à des fins pour lesquelles elle n'avait pas été prévue. Dans cette optique, séquencer le génome humain, c'est créer un ouvrage de référence, c'est mettre le savoir à la disposition de tous. Ceci soulève des dangers. À quelles fins seront utilisés ces mots ? Pour en écrire un recueil de poèmes ou pour créer des romans d'horreur ? Guérir ou manipuler ?

Les résultats que je viens de présenter démontrent que la manipulation génétique, telle l'introduction de gènes étrangers dans l'embryon humain, est techniquement irréalisable. Mais, même si les embûches techniques étaient un jour surmontées, il faudra toujours que dans la tête et dans le cœur cela restât compliqué.

Il faudra que le scientifique apprenne à lire dans la séquence du génome avec le philosophe, le sociologue et surtout les parents confrontés à une décision « génétique ». Car, comme chacun le sait, un mot ne possède rarement qu'une seule définition.

Je voudrais, en terminant, m'arrêter sur le texte suivant :

Si la nature se pare de certaines fantaisies
C'est pour le bon plaisir des alchimistes de la vie
Qui, d'une souris blanche qui se croit fécondée
Font naître des souris brunes, sans que pour une fois, le mâle ne soit trompé.

En d'autres termes, cela signifie qu'on ne pourra jamais empêcher la quête du savoir, la curiosité qui nous anime, nous, chercheurs. La société, les organismes subventionnaires nous demandent d'être performants, de compétitionner avec les meilleures équipes au monde. Pour cela, il faut se doter, entre autres, des meilleurs outils. Dans mon cas, il s'agit des souris transgéniques. Il est important que je manipule génétiquement les animaux, comme je le fais. Mais comme il est difficile de faire appel à la raison lorsque la passion nous anime... Mais, par amour, ne laissez jamais quiconque approcher une micropipette d'un embryon humain !

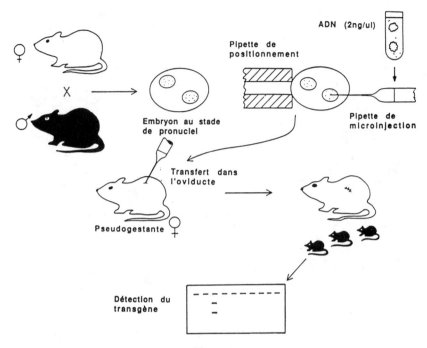

Figure 1

Production de souris transgéniques. Des femelles stimulées à l'aide d'hormones produisent de 50 à 60 embryons, après copulation. Sous observation microscopique, le gène d'intérêt est microinjecté dans l'un des pronuclei. Les embryons manipulés sont par la suite transférés dans des femelles « porteuses ». Vingt jours suivant la naissance, l'ADN génomique de chaque rejeton est analysé afin de déterminer quelle souris a intégré le gène étranger.

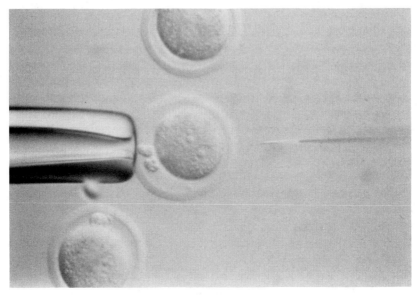

Figure 2

Embryon de souris au stade d'une cellule (400 X). L'œuf est fermement retenu par une pipette de positionnement alors qu'on injecte l'ADN étranger à l'aide d'une micropipette.

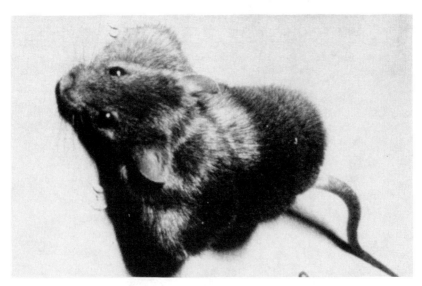

Figure 3

Souris transgéniques exprimant l'oncogène Ha-ras dans les glandes mammaires. Les adénocarcinomes apparaissent après une ou deux périodes de gestation.

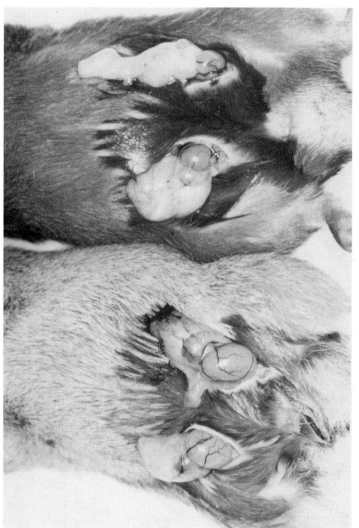

Figure 4

Mâles transgéniques portant le gène chimérique Gr-myc. Le transgène provoque une « castration génétique » résultant d'un arrêt de la spermatogénèse. À gauche, un mâle normal, et à droite, un mâle transgénique du même âge. On remarque chez le mâle transgénique une réduction significative de la taille des testicules.

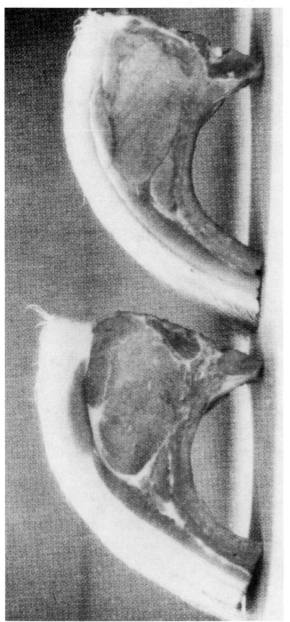

Figure 5

Côtelettes de porc normal (gauche) et de porc transgénique (droite). En surexprimant le gène qui code pour l'hormone de croissance, les porcs transgéniques deviennent plus gros en consommant moins de nourriture. De plus, leurs muscles renferment un taux de gras moins élevé que le porc non transgénique (Tiré de Pursel *et al.*, *Science*, vol. 244, 1989, p. 1281-1287).

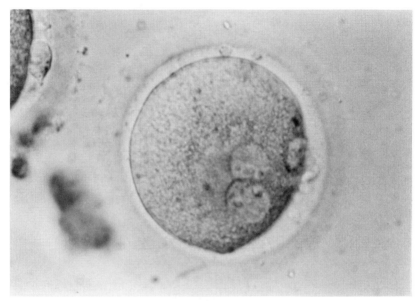

Figure 6
Embryon humain au stade d'une cellule (500 X). Gracieuseté du docteur R. Lambert.

Paramètres pris en considération pour la manipulation d'embryons

	Souris	Humain
Nombre d'embryons après superovulation	40-50	6-10
Fragilité	Limitée	Extrême
Pseudogestation/ rendement	30 embryons/souris avec 6 % transgéniques	3 embryons
Mutation par insertion	15-20 % des cas	?
Nombre de gènes manipulés	1	1

Source : Centre de recherche en endocrinologie moléculaire.

**Marcel J. Mélançon, Bruno Leclerc,
Richard Gagné, Suzanne Nootens**

5   *Une approche
éthique et sociale**

Le projet de cartographie et de séquençage du génome humain (projet HUGO) nous place dans une situation similaire à celle de la physique avant la fission nucléaire ou à celle de l'aérospatiale avant la mission Apollo. S'il annonce une ère nouvelle pour les sciences et technologies biomédicales, en particulier pour la génétique médicale, il s'annonce aussi sous la même ambivalence de risques certains et d'avantages indéniables.

Ce projet propose de dresser systématiquement la carte physique de l'ensemble du génome, indépendamment de ses produits d'expression normaux ou anormaux : analyser une à une les quelque 3 milliards de paires de bases (A-T, C-G) contenues dans quelque 100 000 gènes répartis sur les 46 chromosomes, déterminer leur position réciproque et fixer la distance qui les sépare en nucléotides.

En déchiffrant son propre code génétique, l'être humain aura accès à l'information qui définit son identité biochimique. Il pourra corriger les « erreurs de programmation » qui sont à l'origine des maladies génétiques, mais il pourrait aussi reprogrammer son génome, dans un avenir plus lointain.

---

* *Note des éditeurs*. Le texte de ce chapitre est paru, sous le même titre, dans *Interface*, vol. 12, n° 3, mai-juin 1991, p. 39-41. Nous remercions la revue de l'autorisation de publier le texte dans le présent ouvrage.

Un vif débat s'est amorcé dès 1986, tant dans le milieu scientifique que dans le public. En France, par exemple, deux mouvements peuvent illustrer les tendances. D'une part, le Mouvement universel de la responsabilité scientifique (MURS), présidé par le Prix Nobel de médecine Jean Dausset, directeur de la branche française du projet HUGO, soutient qu'il faut acquérir des connaissances sur le génome, mais en limiter les utilisations au bénéfice de l'humanité. D'autre part, Génétique et liberté (GEL) s'oppose au projet parce qu'il donnera lieu à un nouvel eugénisme et à des applications desservant les individus. Aux États-Unis, le Council for Responsible Genetics met l'accent sur la discrimination génétique qui découlerait de ce projet.

Voici, en résumé, les principaux arguments apportés en faveur et à l'encontre du projet, et qui peuvent constituer une problématique éthique et sociale de la cartographie et du séquençage du génome humain.

LES CRAINTES ENGENDRÉES

Mis à part les discussions concernant l'opportunité d'investir des sommes considérables dans ce projet sur le génome humain (n'y aurait-il pas des besoins plus urgents ou des recherches plus productives ?) ainsi que les questions d'approche (faut-il séquencer l'ensemble du génome ou analyser prioritairement les parties codantes ?), l'argument le plus important opposé au projet concerne l'avènement d'un nouvel eugénisme. En effet, la connaissance détaillée du matériel génétique humain et le développement de technologies qui en découleraient pourraient susciter une relance de l'eugénisme. C'est cet argument qui a retardé, semble-t-il, le démarrage du programme européen.

Rappelons que l'«eugénisme» définit une idéologie qui est nettement antérieure à la formulation du concept (Galton, 1883). Déjà Platon (IVe siècle av. J.-C.) en avait posé les fondements dans sa *République*. L'eugénisme est un mouvement à la fois idéologique et politique qui tente de se fonder sur des bases scientifiques. Il s'oppose à ce que la reproduction soit laissée au hasard et au gré des individus, pour la remplacer par une sélection artificielle. Pour Galton, la science et le progrès étant inséparables, on pourrait améliorer la race humaine par des méthodes scientifiques à la façon dont les horticulteurs procèdent. Ses présupposés scientifiques étaient explicites : les caractères humains (bio-psychosociaux) sont transmissibles héréditairement.

Le célèbre biologiste français Jean Rostand est plus près de nous. Dans son livre *L'Homme*, il s'inscrit dans le mouvement eugéniste.

Conscients du péril qui menace l'espèce, les partisans de l'Eugénique souhaitent de substituer à la sélection naturelle d'autrefois une sélection artificielle, volontaire, et qui, celle-là, porterait non pas sur les individus mais sur leurs germes. Il y a deux manières d'opérer la sélection : soit en écartant de la reproduction les individus capables de transmettre de mauvais gènes (et c'est l'Eugénique négative), soit en favorisant la reproduction des individus capables de transmettre de bons gènes (et c'est l'Eugénique positive) (p. 141).

L'Eugénique positive représente donc, à tous égards, un très grand espoir, peut-être le plus ambitieux de tous les espoirs humains. Mais l'humanité acceptera-t-elle de se discipliner elle-même, et d'user, pour son élévation, des moyens que lui confère la biologie ? Ces moyens, ils sont de nature à lui inspirer quelque répugnance. Et les adversaires de l'Eugénique positive ne laissent pas d'avoir une position forte quand ils protestent au nom de la liberté, de la dignité individuelles. [...] Là encore, et comme pour l'Eugénique négative, il appartiendra à la collectivité de se prononcer et d'opter ou pour la stagnation, voire la déchéance génétique, ou pour le progrès indéfini. À elle d'assumer ses responsabilités. Quand elle sera pleinement avertie des possibilités de grandeur que lui ouvrirait la sélection organique, elle les balaiera avec ses scrupules et ses dégoûts, et se prononcera en connaissance de cause pour ou contre cette discipline reproductrice par quoi elle aurait chance d'atteindre à ses sommets (p. 151-152).

Aucun généticien, biochimiste, biologiste ou philosophe ne tiendrait un tel discours aussi ouvertement aujourd'hui et ne prônerait aussi explicitement de telles méthodes. C'est cependant ce genre d'idéologie et de politique sociale que veulent dénoncer dès à présent certains opposants au projet du génome humain. Selon eux, les risques pour les prochaines générations sont trop grands, les moyens dont on disposera seront trop puissants, l'idéologie sera trop tentante pour que des groupes d'individus ou des États ne succombent pas à la tentation de faire des politiques dans le sens de l'amélioration de l'espèce humaine au détriment de la dignité humaine et des droits de la personne.

Ces opposants craignent également le développement non plus d'un eugénisme d'État, mais d'un eugénisme privé, où les couples décideraient librement, sans contrôle ni contrainte d'État, de sélectionner à leur convenance les caractéristiques génétiques des enfants à naître (« bébés parfaits », « bébés à la carte »). Bref, un eugénisme qui procéderait de manière souple et individualisée, en fonction des valeurs dominantes des sociétés.

Une seconde question relative au projet sur le génome humain a trait au sens de l'existence. Toute personne sait qu'elle va mourir. Cependant elle vit, agit, se mobilise et construit comme si elle était immortelle. Elle vit d'espoir en l'avenir. A mesure que les marqueurs génétiques et les gènes des maladies seront découverts, il sera possible de savoir par anticipation si le génome d'une personne la « destine » à mourir naturellement de telle ou telle maladie, à un âge donné et dans les conditions spécifiques à cette génopathie. La maladie de Huntington pourrait en être un exemple. Quel serait, par exemple, l'impact du diagnostic prédictif de la maladie de Alzheimer sur la vie et sur son sens ? Comment gérer cette information s'il n'y a pas de thérapie disponible ? Comment soutenir les personnes prédisposées mais n'ayant pas encore manifesté les symptômes cliniques ? La médecine prédictive nécessitera une nouvelle philosophie et une nouvelle approche, comparativement à la médecine traditionnelle, dans les relations interpersonnelles ou patient-médecin, dans les relations avec, par exemple, les compagnies d'assurance-vie et d'assurance-maladie.

Une troisième série de craintes a trait aux risques pour la vie privée et la confidentialité. Les recherches en génétique, en génétique des populations, en génétique médicale, les investigations ou dépistages dans les familles et populations à risque, le stockage de l'ADN (acide désoxyribonucléique), attirent déjà l'attention sur le contrôle et la circulation des données recueillies sur les personnes et les familles à l'occasion de ces recherches. Certains craignent que le projet sur le génome humain, lorsqu'il aura réalisé son objectif, décuple les risques pour la vie privée et pour la confidentialité des données sur le patrimoine génétique des individus. Ils s'inquiètent du mode de gestion du pedigree des individus et des familles dans plusieurs générations, de la systématisation d'éventuels fichiers de généalogies médicales familiales. N'en arrivera-t-on pas au contrôle de la génétique des individus et des populations ? Au port de la carte d'identité génétique et au permis génétique de procréation ? Au contrôle social du corps et de la reproduction ? Des membres du Council for Responsible Genetics sont très sensibilisés aux diverses formes de « discrimination génétique ». L'intolérance sociale, toujours latente, pourrait aboutir à la discrimination entre les individus, populations ou régions, porteurs de « bons » et de « mauvais » gènes. Les compagnies d'assurances pourraient éventuellement exiger les dossiers génétiques, les informatiser et faire des échanges inter-compagnies. Les employeurs pourraient aussi discriminer à l'emploi et n'engager que des travailleurs sans « fragilité » génétique.

Un dernier risque entrevu porte sur le long terme. Il consisterait à reprogrammer le code génétique humain à des fins non thérapeutiques. Dans un avenir encore lointain, les connaissances sur la nature et le fonctionnement du génome pourraient donner lieu à une intervention en ce sens. Ceci pose une série de questions fondamentales. Qui déciderait de cette modification ? Selon quels critères ? Dans quel but ? Qu'est-ce qui fait le génie : les gènes ou l'environnement ? L'idée même de programmer l'être humain ne relève-t-elle pas d'une conception réductiviste ? Une conception où la complexité bio-psycho-sociale de l'humain et de son identité propre est réduite au statut de mécanisme génétique programmable ? Une conception où l'humain est non seulement objet de science, mais aussi objet de technique ?

Tels sont les principaux arguments des opposants au projet de cartographie et de séquençage du génome humain : la pente est trop dangereuse, les risques sont trop élevés, et il faut dès maintenant renoncer à s'y engager.

LES ESPOIRS SOULEVÉS

Face à ces risques possibles, encourus par les générations actuelles ou futures, une seconde série d'arguments milite en faveur du projet sur le génome humain. Ils insistent sur les bienfaits à court et long terme et sur les mécanismes de sécurité à mettre en place maintenant et plus tard pour éviter que de tels risques ne deviennent une réalité. L'élément central repose sur la distinction entre l'acquisition des connaissances et l'utilisation de ces connaissances à l'intérieur de limites préservant l'humain.

D'une façon générale, on soutient qu'il y a beaucoup à gagner à se libérer du hasard et de l'ignorance sur le génome humain. Le bond technologique que ferait faire le projet aux méthodes d'étude de l'ADN serait immense. On pourrait comprendre les gènes et leur fonctionnement, le déclenchement et le fonctionnement des maladies génétiques héréditaires ou acquises, et mettre au point des traitements ou prévenir l'expression de ces maladies. Pour d'autres maladies, telles les maladies multifactorielles, une détection précoce pourrait, par modification du style de vie, en retarder l'évolution ou permettre de la traiter par thérapie appropriée. Il pourrait en être de même pour le diagnostic des « fragilités génétiques » prédisposant à des maladies comme le rhumatisme, l'asthme ou certaines maladies mentales. Une fois le génome séquencé, les informations recueillies et les biotechnologies développées, la thérapie génique par transfert de gènes, actuellement au stade expérimental, pourrait devenir aussi courante que la transplantation d'organes. Notre compréhension de la santé physique et mentale de même que des processus du langage et de la pensée feraient également un saut qualitatif sans précédent.

Ainsi, les bénéfices que l'humanité tirerait de ces connaissances seraient considérables pour la médecine, la biopharmacologie, le génie génétique ou la phylogénèse.

LES MÉCANISMES DE CONTRÔLE ET DE SÉCURITÉ

Nous sommes devant un dilemme : ou bien interdire toute recherche parce qu'elle comporte des risques importants, ou bien miser sur les avantages certains en démarquant des frontières à ne pas franchir pour éviter ces risques. Sur quels mécanismes de contrôle et de sécurité pouvons-nous compter pour éviter que des « dérapages » ne se produisent à l'occasion du projet HUGO ?

L'interdisciplinarité est de plus en plus nécessaire dans l'évaluation de l'orientation de certains types de recherche. Sciences pures et sciences humaines, représentants du public, décideurs politiques doivent se donner un langage commun pour analyser la nature et la portée des recherches et interventions en génétique humaine.

Les associations de chercheurs et les corporations professionnelles se dotent de plus en plus de codes de déontologie. Les revues scientifiques voient également, dans leurs publications, à ce que les résultats de recherche soient conformes à l'éthique. Des comités d'éthique nationaux ou locaux analysent les protocoles de recherche et d'expérimentation. Des groupes ou centres de recherche en bioéthique tentent d'accompagner les progrès scientifiques et technologiques.

Les organismes subventionnaires d'État œuvrent aussi pour établir des lignes directrices en matière d'éthique de la recherche. Outre le pouvoir financier, ces organismes détiennent un pouvoir moral. Des lignes directrices internationales ont également été proposées par le Conseil de l'Europe aux États membres.

Ces mécanismes de contrôle ne sont pas infaillibles et n'offrent pas de garantie absolue de sécurité. Ils permettent cependant d'évaluer les risques encourus et les bienfaits escomptés, de prévoir les abus possibles, de fixer des limites et d'encadrer les orientations en sciences, en l'occurrence en génétique. Ils seront encore plus sécuritaires quand l'ensemble des pays élaboreront des normes internationales en matière de recherche et d'intervention dans le patrimoine génétique humain.

La mise en place et le fonctionnement des instances déontologiques supposent que les chercheurs reconnaissent leur responsabilité morale et sociale nouvelle. Ils doivent en être conscients : on ne peut pas admettre de science sans conscience, surtout lorsqu'il est question des investigations et des interventions dans le génome de notre propre espèce. Ils ne peuvent s'arroger le droit, en tant qu'individus ou en tant que corps professionnel, de décider des orientations à donner à une société : ces orientations relèvent de la société elle-même et il est périlleux de l'ignorer. Cependant, pour que la société fasse des choix éclairés, les scientifiques doivent l'informer sur la nature de leur recherche et sur les conséquences de ses applications. Les publications vulgarisées, les débats et colloques publics figurent parmi ces moyens.

L'État peut intervenir par législation si l'appel à la responsabilité des chercheurs ne suffit pas, si des abus manifestes se produisent ou se profilent à l'horizon. Ces législations peuvent forcer à ne pas franchir certaines frontières et, si elles sont franchies, à user de sanctions.

Les citoyens aussi doivent prendre leurs responsabilités. Dans des sociétés démocratiques, il leur appartient de se prononcer sur le projet de société à définir et à mettre en œuvre. Ils ne doivent pas laisser se dessiner en dehors d'eux des orientations telles qu'un point de non-retour soit atteint et qu'il y ait trop d'intérêts en jeu pour faire marche arrière. Les développements scientifiques et technologiques concernant l'avenir de la génétique humaine sont affaire de décision collective et de consensus entre spécialistes de différentes disciplines, les divers groupes sociaux et le public informé. Ceci n'a rien de commun avec des sondages d'opinion publique, laquelle est versatile par nature.

Les médias ont et auront un rôle crucial à jouer dans l'information du public et dans ces débats. Leur liberté d'expression doit être préservée pour qu'ils puissent assumer ce rôle de courroie de transmission de l'information entre les laboratoires et la société, et susciter la discussion publique.

CONCLUSION

Ce qui est inédit n'est pas nécessairement interdit. La cartographie et le séquençage du génome humain présentent de nombreux espoirs, mais suscitent aussi des craintes. Ce projet soulève des questions sociales, éthiques et philosophiques qui remettent en cause les valeurs acceptées concernant la définition de l'être humain, le pouvoir d'intervention de l'État sur le corps humain, la recherche scientifique et le développement technologique en matière de génétique humaine.

La technique progresse sans cesse. On sait et on saura de plus en plus comment faire techniquement. Responsables à l'égard des générations futures, nous devons, en tant que collectivité, nous poser les questions suivantes : que faire ? pourquoi le faire ? au bénéfice de qui le faire ? dans quelles limites le faire ? La réponse revient, en dernière analyse, à l'ensemble des citoyens dans le contexte de débats critiques, informés et démocratiques.

Références bibliographiques

BEREANO, Ph.L. « DNA Identification Systems : Social Policy and Civil Liberties Concerns », *International Journal of Bioethics*, vol. 1, n° 3, 1990, p. 140-155.

COUNCIL FOR RESPONSIBLE GENETICS. « Genetic discrimination », *International Journal of Bioethics*, vol. 1, n° 4, 1990, p. 214-219.

COUNCIL FOR RESPONSIBLE GENETICS. « What's Wrong with the Human Genome Initiative ? », *International Journal of Bioethics*, vol. 1, n° 4, 1990, p. 221-225.

DAUSSET, Jean. « Les Droits de l'homme face aux progrès des connaissances », *Les Cahiers du MURS*, n° 17, 1989, éditorial, p. 3-8.

DAUSSET, Jean. « Vers un avenir réfléchi », *Interface*, vol. 12, n° 3, 1990, p. 36-37.

FRIEDMANN, Theodore. « Opinion : The Human Genome Project – Some Implications of " Extensive Genetic " Medicine », *American Journal of Human Genetics*, vol. 46, 1990, p. 407-414.

HENDEE, William R. « Public Attitudes towards Human Genetics Research : Endorsement, Indifference or Opposition », *International Journal of Bioethics*, vol. 2, n° 4, 1991, p. 245-249.

JORDAN, Bertrand. « Les cartes du génome humain », *La Recherche*, vol. 20, n° 216, 1989, p. 1486-1494.

McKUSICK, Victor A. « Mapping and Sequencing the Human Genome », *New England Journal of Medicine*, vol. 320, n° 14, 1989, p. 910-915.

MÉLANÇON, Marcel J. « Les marqueurs génétiques : les dilemmes éthiques du savoir / non-savoir sur la condition génétique pour les personnes et familles à risque », *in* Gérard Bouchard et Marc De Braekeleer (dir.), *Histoire d'un génome*, Sillery, Les Presses de l'Université du Québec, 1991, p. 543-587.

ROSTAND, Jean. *L'Homme*, Paris, Gallimard, 1962.

SLATER, Gary W, et Guy DROUIN. « Le projet du génome humain : en quête d'innovations technologiques ? », *Interface*, vol. 12, n° 3, 1990, p. 15-22.

STEPHENS, J.C., CAVANAUGH, M.L., GRADIE, M.I., *et al.* « Mapping the Human Genome : Current Status », *Science*, vol. 250, 1990, p. 237-244.

THUILLIER, Pierre. « La tentation de l'eugénisme », *La Recherche*, vol. 15, n° 155, 1984, p. 734-748.

WHITE, Ray, et Jean-Marc LALOUEL. « La cartographie des chromosomes », *Pour la Science*, n° 126, 1988, p. 26-34.

6   *Questions d'éthique et d'évaluation sociale des technologies*

Toute la raison n'est pas dans la science, et des savoirs autres que scientifiques n'ont quelquefois pas d'autres voies pour se faire connaître que de produire l'inquiétude comme signal. À nous de l'entendre et de le déchiffrer. Chercher les raisons de l'affect, c'est inviter à une raison plus vaste que la raison, reconnaître que les spécificités de l'humain imposent la prise en compte de logiques qui ne sont pas que fonctionnelles. Ce n'est pas une position de repli face à la Science comme activité humaine, mais affirmation – plus que jamais nécessaire – de l'hétérogénéité radicale de la sagesse et de la science[1].

Au Canada, les projets de cartographie et de séquençage s'élaborent, du moins pour l'instant, de façon plus ou moins atomisée, sans projet fédéral du génome humain et sans intégration au projet international HUGO. Bien qu'à notre connaissance, il n'y ait pas encore eu d'évaluation sociale rigoureuse d'un tel projet et de son impact sur les politiques de santé publique, bien que la réflexion pluridisciplinaire s'amorce à peine et que les débats publics balbutient, la pression des milieux de la génétique est forte pour que des subventions de recherche

---

1. Monette Vacquin, « Filiation et artifice, nouvelles techniques et vieux fantasmes », *Le Supplément*, revue d'éthique et de théologie morale, Paris, Éditions du Cerf, juin 1991, p. 131-149.

permettent au Canada de rejoindre les courants majeurs de ce que Watson appelle la « recherche du Saint Graal »[2].

Cependant, même si le Canada est encore formellement en marge, l'entrée en scène des États-Unis, du Japon, de la France, de l'Italie et de plusieurs autres dans le projet international du génome humain nous place déjà, en tant que citoyens du monde, devant une politique du fait accompli. En effet, les débats de fond sur le sens, la pertinence, voire l'urgence de la mise en place d'un tel projet ont été, sinon menés de façon plutôt feutrée dans des cercles d'initiés, du moins quelque peu court-circuités en ce qui a trait au véritable débat de société.

Si plusieurs s'en réjouissent, d'autres éprouvent un certain malaise devant ce mouvement explosif de la biologie qui investit simultanément l'origine, la mort, la transmission et même le discours social, et ils s'interrogent, pour reprendre les termes de Monette Vacquin, face à ce pouvoir qui excède tous les pouvoirs connus dans l'humanité : celui de fabriquer l'humain, d'en modifier les caractères, de le stocker par la congélation, de ranimer l'inanimé, de maîtriser sa descendance... Le projet de cartographie et de séquençage du génome humain se situe en effet dans le contexte beaucoup plus vaste de l'actuelle mutation du vivant dont il dessine les territoires et trace les routes éventuelles. Or, dans ce large mouvement de « biologisation », voire de « génétisation »[3], on se demande quels sont les contre-pouvoirs face à de tels pouvoirs.

> Que signifie la démocratie, dont le principe est la séparation des pouvoirs quand la maîtrise s'étend à la modification de l'espèce ? Dans cette maîtrise, dans ce pouvoir auxquels la science prête l'habillage respectable de la connaissance alliée à la thérapeutique, ne peut-on pas reconnaître les fantasmes immémoriaux de l'humanité jusqu'ici interdits d'accomplissement[4] ?

N'y a-t-il pas lieu de s'inquiéter, pour reprendre les termes de Danos et Marlière[5], des débuts de cette gestion génétique de l'humanité qui s'est imposée sans enfreindre aucune loi, et surtout sans violer le tabou de la modification artificielle du génome humain ? D'autant plus que :

---

2. S.S. Hall, « Holy Grail, Biology's Moon Shot », *Smithsonian*, octobre 1989, p. 41-49.
3. Abby Lippman, « Prenatal Genetic Testing and Screening : Constructing Needs and Reinforcing Inequities », *American Journal of Law & Medicine*, vol. XVII, nos 1-2, 1991, 50 p.
4. Monette Vacquin, *op. cit.*, p. 132.
5. Olivier Danos et Philippe Marlière, *Sommes-nous prêts pour la gestion génétique des ressources humaines ?*, Paris, GEL, 1991, p. 1-2.

C'est sous couvert de justice sociale et sous l'apparence bienfaitrice du dépistage prédictif de nos déchéances organiques et de l'éradication prénatale de nos enfants disgraciés que vient de s'engager la domestication de l'espèce humaine. Or, l'opportunité de telles entreprises peut-elle être laissée à l'appréciation d'une communauté d'experts nationaux ou internationaux, si éminents fussent-ils ? [N'est-ce pas] collectivement et solidairement que doit être répondu à la question : peut-on accepter ou doit-on renoncer à façonner de manière rationnelle les populations humaines ? Nulle percée scientifique, nulle urgence médicale, nul progrès social ne peuvent occulter cette question.

Conscientes qu'au Canada et au Québec, tout n'est pas encore scellé, nous allons centrer cette brève intervention sur la critique de certains éléments du discours manifeste présidant au projet HUGO, à savoir la mise en place d'une médecine prédictive et l'amélioration générale de la santé des populations à des coûts moindres. Bref, nous allons réexaminer certains présupposés de ce projet, notamment la conception de la santé qui s'y profile, remettant du même coup en question le caractère paternaliste, voire antidémocratique des réflexions éthiques dominantes qui, menées en aval et sans travail d'évaluation sociale préalable, contribuent à avaliser un tel projet sans en interroger le bien-fondé et se confinent trop souvent à d'étroites perspectives utilitaristes et gestionnaires. Autrement dit, dans l'actuel contexte technoscientifique du « science-push » et de ses enjeux économiques, il est pour le moins naïf de croire que seules sont problématiques les applications des connaissances et non certains éléments mêmes de leur genèse, de leurs enjeux, de leurs finalités et de leurs dérives...

LA CARTE DES ESPOIRS INFINIS...

Bien que le projet international de cartographie et de séquençage du génome humain permettra, selon le Conseil de recherche national américain, de constituer une banque de données qui facilitera la recherche en biochimie, en physiologie, en biologie cellulaire, en plus de favoriser les développements technologiques pour la biologie fondamentale et les biotechnologies, ce sont essentiellement les arguments d'ordre médical qui ont occupé la scène médiatique et qui constituent l'argument clé de légitimation de ce projet. Mieux comprendre et diagnostiquer les maladies monogéniques, entreprendre des « thérapies géniques somatiques » (qualification encore prématurée et abusive), affiner le dépistage génétique et le diagnostic prénatal, voire le diagnostic de l'embryon au stade pré-implantatoire, intervenir sur certaines affections multifactorielles, tels les maladies cardiaques et le cancer ; bref, le champ des applications médicales semble aussi large que prometteur.

Les gènes et les fragments d'ADN (acide désoxyribonucléique) étant présentés sous la figure métaphorique d'un code ou encore d'un alphabet, la cartographie et le séquençage du génome permettraient, dit-on, non seulement de lire les individus et une partie de leur généalogie à livre ouvert, pour prolonger la métaphore, mais éventuellement de corriger certaines maladies génétiques qualifiées, par Robert Shapiro, un chimiste de l'ADN, « d'erreurs typographiques ». Il serait sans doute plus juste de parler d'organigramme[6], schéma organisationnel par excellence d'une conception bureaucratique où la globalité est réduite à une représentation statique de différentes parties, ignorant les relations entre les éléments et le contenu des messages envoyés. Mais c'est bien la métaphore du fameux « blueprint » qui continue de dominer avec ses gènes présentés comme facteurs principaux influençant la santé, et comme causes premières des maladies, si bien que la cartographie et le séquençage du génome humain font alors figure d'outils par excellence pour mieux diagnostiquer, traiter et prédire les affections en cette « ère de médecine moléculaire »[7].

ET QUELQUES BÉMOLS ÉTHIQUES...

Toutefois, dans cette époque de risques nucléaires, de gaspillage des ressources, de pollution endémique et de dégradation de l'environnement, il est malvenu de pavoiser et de ne pas afficher certaines inquiétudes concernant les risques et les effets pervers de tels projets. On module donc les espoirs déjà triomphalistes sur les bénéfices d'un tel projet, par des mises en garde contre les mauvais usages qui pourraient en être faits. Du même coup, les scientifiques balisent le débat, et contribuent même à définir les termes dans lesquels les questions éthiques, légales et sociales seront abordées.

Ainsi, le Conseil national de recherche américain, dans un avis sur la cartographie et le séquençage du génome humain, résume les questions éthiques et sociales à savoir comment le projet devrait-il être mené, comment l'information devrait-elle être interprétée et à quels usages les informations obtenues seront-elles appliquées ?

Davantage conscients de la complexité des problèmes éthiques, restés en retrait par rapport à l'activité scientifique et peu débattus sur la scène publique, un comité spécial d'experts sur la bioéthique du Conseil de l'Europe limite néanmoins lui aussi le débat aux seules applications et conséquences du projet. Il attribue par ailleurs les craintes et inquié-

---

6. Abby Lippman, *op. cit.*, p. 2.
7. B.J.F. Rossiter et C.T. Caskey, « Molecular Studies of Human Genetic Disease », *FASEB Journal*, vol. 59, n° 1, 1991, p. 21-27.

tudes au manque d'information, d'où une conception quelque peu paternaliste et pour le moins biaisée de « l'éducation du public ». D'ailleurs, manifestement peu soucieux de démocratie, le document de ce comité qui donne son aval au projet se termine sur ces lignes :

> Il est très important d'empêcher la prolifération d'autres institutions de contrôle, telles que les comités d'éthique ou des législations établies par des politiciens, surtout lorsqu'il s'agit de répondre par l'ignorance et la crainte plutôt que par une décision éclairée[8].

Bien que les États-Unis proposent de consacrer 3 % du budget du projet à ce que ses directeurs appellent « le plus grand investissement public d'analyse bioéthique jusqu'à présent[9] », et bien que la Communauté économique européenne ait proposé d'y affecter un budget d'environ 7 %, on ne peut que s'interroger sur cette conception des choses, réduisant les réflexions juridiques, éthiques et sociales à un outil technique de pure gestion sociale. Comme le souligne Catherine Labrusse-Riou, « les questions que pose la génétique ne peuvent être ainsi traitées, sauf à aligner le droit sur le fait, sans s'interroger sur les valeurs en cause[10] ».

Ainsi, le discours présentant le gène comme cause première de la pathologie se double désormais d'un discours selon lequel « la génétique peut être l'objet de régulation », deux arguments dont l'entrelacement permet de légitimer le programme de la cartographie puisque la santé devient le nouvel Eldorado et que les risques se limitent aux mauvais usages de la technique. Or, la question de légitimation constitue pour ce projet de la biologie et ses applications technologiques, surtout dans le contexte du « science-push », la pierre de touche de la diffusion de ses applications. En effet, dans de tels secteurs à haute concentration de savoir, c'est d'abord l'innovation technologique qui engendre la production, puis la diffusion de ces biens et services, qui ne peuvent trouver de marché qu'en stimulant la production de demande, laquelle ne peut pleinement s'exprimer qu'en s'appuyant sur un discours de légitimation sociale permettant de transformer l'offre en demande justifiable, voire en nouveau besoin[11].

---

8. Conseil de l'Europe, *Comité ad hoc d'experts sur la bioéthique (CAHBI) : Projet du génome humain*, Strasbourg, 1990, p. 5.
9. E.T. Juengst, « The Human Genome Project and Bioethics », Kennedy Inst. Ethics J., vol. 1, n° 1, 1991, p. 71-74.
10. Catherine Labrusse-Riou, « Les implications juridiques de la génétique », *Revue du droit public et de la science politique en France et à l'étranger*, Colloque franco-suédois, Stockholm, 1989, p. 1366-1381.
11. Louise Vandelac, « L'embryo-économie du vivant », *Le Magasin des enfants*, Paris, Éditions François Bourin, 1990, p. 118.

C'est donc la prétendue raison d'être du projet HUGO, à savoir l'amélioration de la santé des populations à des coûts moindres qui, préalablement aux risques réels de discrimination et d'eugénisme, mérite d'être remise en question. Bien que la cartographie du génome humain puisse permettre d'identifier des variations dans la structure de l'ADN et mettre en évidence les gènes associés à certaines maladies, ou à l'augmentation de la susceptibilité à des troubles spécifiques, ces données non seulement ne garantissent pas pour autant une amélioration générale de la santé, mais risquent d'élargir les écarts de santé et les disparités sociales, d'accroître la dépendance médicale, de renforcer le contrôle biomédical et de remodeler les notions mêmes de normal et de pathologique, accentuant ainsi l'approche gestionnaire et assurantielle de la santé.

DES PROMESSES RÉALISABLES ?

Il faut d'abord se demander si les promesses que font miroiter les projets de cartographie et de séquençage du génome, et qui sont largement relayés par la presse, méritent un tel crédit.

Soulignons d'abord que le projet de cartographie ne vient qu'accélérer et systématiser, à grands frais, l'identification des gènes qui est en cours depuis plusieurs années déjà dans différents laboratoires à travers le monde, identification qui a permis de mettre en évidence les gènes associés à certaines affections, comme celui de la fibrose kystique, et de proposer d'éventuels projets de manipulations et transferts de gènes.

Rappelons ensuite que la biologie humaine ne peut se réduire à la métaphore d'un code génétique où les gènes seraient des « causes » premières alors qu'ils ne sont que des facteurs rendant certains phénomènes possibles. L'ADN *est* une composante de ces facteurs mais n'en représente aucunement la totalité. L'identification de la position exacte d'un gène, et même une connaissance complète de la séquence d'ADN qui le constitue, permettra essentiellement de déterminer sa présence chez tel ou tel individu, mais sans permettre pour autant de prédire l'état de santé, la sévérité des conditions avec lesquelles il peut être associé, ni résoudre les problèmes de santé des porteurs de ces gènes.

Prenons l'exemple de l'anémie falciforme, un désordre lié à un changement dans une seule paire de gènes. L'altération précise de l'ADN associée avec l'anémie falciforme a été identifiée il y a environ vingt ans. Cependant, il demeure toujours impossible de prédire avant terme la sévérité des conditions qui affecteront tel ou tel individu en particulier, et le traitement nous échappe toujours. Quant aux bénéfices énormes apportés par l'utilisation prophylactique de la pénicilline, ils ne dérivent pas d'informations génétiques, mais bien de la finesse des observations cliniques.

La cartographie peut-elle s'avérer plus « utile » pour soulager des problèmes physiques et mentaux plus courants qu'on veut maintenant classer – de façon d'ailleurs fort discutable – sous la rubrique génétique, comme la schizophrénie, la maladie d'Alzheimer et la haute pression ? Bien que nous semblions croire que les composants sont « plus réels » que l'ensemble[12], tout ce que nous apprend l'étude des composantes, c'est la structure de ces composantes, si bien que même un profil génétique complet d'un individu ne révèle pas pour autant son état de santé futur, alors que d'éventuelles thérapies demeurent tout à fait hypothétiques. Que des affections aient une composante génétique ne signifie pas que l'identification des problèmes génétiques résolve à elle seule l'affection donnée.

Certes, l'un des objectifs de ce projet de cartographie est d'identifier les gènes associés à certaines susceptibilités génétiques relatives à des problèmes de santé complexes et fréquents. Ainsi, en identifiant les individus porteurs de gènes de « susceptibilités », les généticiens pourraient informer ces derniers à propos des probabilités de maladies éventuelles et les inviter à modifier leurs comportements et habitudes de vie de façon à éviter ces maladies ou à en retarder le développement. Bien que rationnelle à première vue, cette approche, centrée sur l'éducation des individus appelés à réduire leurs risques « innés », est éminemment discutable.

CHANGER LES INDIVIDUS, LEURS GÈNES OU LE CONTEXTE SOCIAL ?

Soulignons d'abord qu'aucune évidence ne permet d'affirmer que les « bons comportements » permettront véritablement de réduire les problèmes de santé de ces individus ou des autres[13]. Le risque génétique perdurera. Par ailleurs, dans un contexte d'inégalités sociales, une telle approche risque surtout de renforcer les inégalités de santé.

Obtenir et utiliser à bon escient l'information sur sa constitution génétique, se conformer aux normes prescrites, varie en effet en fonction des contraintes culturelles, politiques et économiques reflétant les inégalités sociales. Selon leur histoire personnelle et leurs conditions de vie, les individus n'auront pas les mêmes possibilités de changer de

---

12. E.A. Murphy, « The Logic of Medicine », *Amer. J. Med.*, vol. 66, 1979, p. 907-909.
13. B. Badura, « Life-Style and Health : Some Remarks on Different Viewpoints », *Soc. Sci. Med.*, vol. 19, n° 4, 1984, p. 341-347.

comportement, qu'il s'agisse de fumer, se détendre, faire plus d'exercice ou avoir une meilleure diète, et cela même s'ils se savent « à risque » pour un problème donné, comme les maladies cardiaques, qui sont épidémiologiquement liées à ces facteurs. Par ailleurs, la compétence et le contrôle que les individus exercent sur leur santé, et qui découlent de leur pouvoir économique, social et politique, ont non seulement un impact direct sur leur santé, mais en constituent un préalable, notamment pour les plus démunis. Or rien ne permet de croire que la cartographie du génome favorise le développement de ce contrôle et de cette compétence[14].

En centrant l'intervention sur la transformation des habitudes de vie et en définissant presque le malade comme non respectueux des directives médicales, l'approche génétiste ignore les présupposés très « classe moyenne » de telles recommandations, et néglige les différences structurelles et les nombreux impondérables qui vont modeler la pertinence, la compréhension et l'application de telles recommandations. Comme si la maladie résultait désormais de la non-observance des prescriptions médicales...

En outre, l'approche génétiste, en faisant du gène la cause première de la maladie, a tendance à négliger les facteurs sociaux et environnementaux compromettant la santé. Bien que la maladie ait une composante biologique, l'environnement, le contexte social, le statut économique, le genre, l'ethnicité, l'accès aux services de santé, constituent des facteurs tout aussi importants que l'hérédité. Ainsi, à l'échelle du monde, et dans certains pays comme les États-Unis, les écarts de revenus ont un impact beaucoup plus grand sur l'état de santé que les gènes eux-mêmes.

Ajoutons que l'accent mis sur les responsabilités et les interventions chez les individus risque d'éroder les programmes sociaux destinés à réduire les facteurs structurels souvent largement responsables des problèmes de santé, comme le sont la pauvreté, le sexisme et le racisme. Non seulement tout porte à croire que les fonds seront prélevés sur des projets visant à corriger ces injustices, mais dans un monde déjà stratifié, l'introduction et le développement de ces interventions centrées sur les individus ont peu de chances d'échapper à une utilisation stratifiée[15]. Il est pour le moins étonnant de prétendre ainsi changer les individus, voire leurs gènes, plutôt que leurs conditions sociales !

Pour ce qui est de la politique de santé publique, non seulement l'amélioration de la santé de la population ne découle pas nécessairement

---

14. J. Lord *et al.*, « A Study of Personal Empowerment : Implications for Health Promotion », *Health Promotion*, vol. 29, n° 2, 1990, p. 2-8.
15. Abby Lippman, *op. cit.*

de l'information génétique, mais outre les coûts exorbitants du projet « Génome », le dépistage génétique risque d'entraîner une multiplication de tests et un accroissement de la médicalisation dont les coûts directs et indirects restent encore à évaluer. À vrai dire, nous ignorons toujours sur quelles études socio-économiques s'appuie le bel optimisme voulant que la médecine prédictive permette de réduire considérablement les coûts de santé... Manifestement de tels espoirs semblent ignorer les coûts cachés d'une telle médicalisation tout en étant fort discrets au chapitre des intérêts économiques, notamment à propos des brevets et des subventions à la recherche...

Si la cartographie et le séquençage risquent de s'avérer pertinents, c'est essentiellement dans les cas de certaines maladies monogéniques où la perspective d'intervention adoptée est celle de la manipulation et du transfert de gènes. Pour changer, manipuler, remplacer un gène, on doit en effet connaître ses coordonnées. Or la réorientation de la médecine vers la « thérapie génique », de type somatique d'abord et fort probablement germinale à plus long terme, pose non seulement de sérieuses questions du côté des coûts et des priorités de santé publique, mais également du côté de l'éthique puisque s'ouvre ainsi le spectre de l'auto-mutation de l'être humain et de sa descendance...

Pour les autres problèmes de santé, cette approche est nullement convaincante et risque fort de conduire à considérer à tort tous les problèmes de santé comme autant de problèmes génétiques, nous transformant tous ainsi en malades qui s'ignorent... Déjà, certains traits caractéristiques de l'infinie diversité des êtres humains commencent à être considérés non seulement (et faussement) comme des problèmes génétiques, mais comme autant d'anomalies, transformant ainsi chacun de nous en patient potentiel. Que gagnera-t-on, ou plutôt qui a intérêt à identifier une cause génétique pour ces différences et à les qualifier de problèmes génétiques alors qu'ils peuvent être largement prévenus ou même résolus par des interventions politiques et sociales ?

Sans nier la contribution potentielle de la connaissance scientifique dans le domaine et certaines applications biomédicales bénéfiques, l'approche génétiste risque également de marginaliser davantage encore l'approche holistique des problèmes de santé. Se limitant à l'étiologie de la maladie plutôt qu'à la personne malade, l'approche génétiste ignore le contexte social d'émergence et la complexité des processus et des interactions en cause dans la genèse des maladies pour réduire l'intervention à une approche individualiste.

Le danger réside en la réduction de l'homme tantôt à l'objet tantôt à son destin génétique ; l'impératif juridique d'aujourd'hui est alors d'affirmer que « l'homme n'est ni un amas de cellules ou de gènes, ni un objet de manipulations indéfinies et qu'il est en dehors ou au-delà de ce que la raison scientifique peut en dire ». Bien plus, il faudrait en finir avec la vieille dichotomie du corps et de l'esprit qui a rendu possible cette raison instrumentale et technique qui oppose le corps-objet et la personne, seule respectable. Longtemps utile, cette dissociation est aujourd'hui désastreuse et sape à sa base le respect de l'homme et de sa dignité. Si la personne n'est pas dans son corps, où est-elle ?

En outre, plutôt que de traiter la personne qui a des problèmes de santé, l'obsession du génome risque fort de conduire à prévenir la naissance de celle ou de celui qui sera – ou qui risque d'être – affecté.

Or, la dignité humaine consiste-t-elle à maîtriser toujours plus la nature fût-ce au prix d'une transformation de la vie en objet manufacturé ? Le progrès de l'humanité justifie-t-il la sélection ou l'exclusion des humains affectés d'un des 4200 défauts génétiques déjà inventoriés, que le séquençage du génome rendra diagnosticables et prédictibles[16] ?

En fait, le prisme génétiste[17] risque non seulement de limiter l'analyse des questions de santé à leur composante physiologique, mais contribue à évacuer ou du moins à marginaliser les aspects psychosomatiques, sociaux et culturels. Et cette tendance à réduire les individus et leurs problèmes à leurs gènes s'inscrit dans la conception réductionniste et dualiste du « corps machine » aux parties interchangeables de la tradition cartésienne tout en rappelant certaines thèses récentes de la sociobiologie.

En remodelant la conception de la santé et en réduisant à une conception biologisante les avenues d'intervention possibles, le projet international du « Génome » risque également de contribuer à réorienter les dépenses de santé publique dans les avenues coûteuses d'une médicalisation accrue et de l'accroissement des diagnostics et des interventions de haute technicité, comme la manipulation des gènes. À moins de confondre santé et système de santé, capacité de se soigner et de guérir et consommation de soins, à moins d'ignorer les effets contre-productifs et notamment iatrogènes à la croissance infinie des services de santé, pour reprendre les thèses d'Illich, on ne peut qu'être sceptiques sur cette approche génétiste.

À contre-courant des perspectives de santé alternative et des approches de santé publique comme celle de la promotion de la santé qui reconnaît que la paix, le logement, l'alimentation, les revenus et le pouvoir sont préalables à la santé, la médecine prédictive reflète, malgré ses

---

16. Catherine Labrusse-Riou, *op. cit.*, p. 1367.
17. T. Duster, *Backdoor to Eugenics*, New York, Routledge, 1990.

allures futuristes, une conception à la fois plus biologisante, plus tech-nicienne et socialement plus conservatrice que la médecine préventive. Compte tenu de tout cela et vu l'acceptation croissante de la définition extrêmement large de la santé, adoptée par l'Organisation mondiale de la santé (OMS) au moment même où se multiplient les marqueurs géné-tiques de cette médecine prédictive qui annonce un état de bien-être total, il est à se demander s'il y aura une fin dans le remodelage géné-tique de ceux et celles qui s'écartent de la norme et s'il n'y aura pas un nombre croissant d'individus considérés comme hors norme...

Or, souligne Labrusse-Riou[18], même assignée à des fins thérapeu-tiques ou scientifiques, cette mise à disposition du corps humain, et pré-cisément de ses forces génétiques, pose aujourd'hui des problèmes graves car ils sont massifs et atteignent les plus faibles ; certains n'hésitent pas à justifier la production de la vie humaine à des fins médicales ou scien-tifiques. La finalité thérapeutique ne va-t-elle pas constituer la justification de véritables manipulations génétiques du génome ? À cet égard, l'art de résoudre les conflits entre les différentes générations des droits de l'homme, droit à l'intégrité et droit à la santé, nous manque. Si le second justifie l'appropriation et la redistribution des corps, qu'en est-il du premier ? Et pourquoi donc les fins thérapeutiques fonderaient-elles un droit d'exception, dérogatoire au droit commun ? Des limites, donc des renoncements à la toute-puissance de désirs pourtant légitimes à pre-mière vue, s'imposent comme condition d'un droit dont l'homme resterait la fin.

Bref, la cartographie du génome, élément clé de ce nouveau modèle médical appelé médecine « prédictive », nous ramène en fait à une conception surannée de la médecine préventive, l'adaptant et la remo-delant à ses propres fins. Alors que la société devrait réduire, voire tenter d'éliminer les facteurs nuisibles à la santé et favoriser les politiques sociales favorisant l'amélioration de la santé collective, cette concep-tion de la médecine prédictive réduit les problèmes à leur dimension per-sonnelle, l'individu génétiquement « susceptible » de telle ou telle patho-logie ayant dorénavant à lui seul la responsabilité de prévenir le problème et d'éviter tout comportement dit « à risque ». Ainsi, de façon insidieuse, s'accentue la dépendance médicale et s'accroît le contrôle médico-social de ceux et celles qui ne suivent pas les conseils prétendu-ment « sensés » qui leur seront prodigués.

---

18. Catherine Labrusse-Riou, *op. cit.*, p. 1371-1372.

CARTOGRAPHIE, QUADRILLAGE SOCIAL OU « GÉNÉTISATION » ?

Le contexte sociohistorique a toujours en partie déterminé la conception même de ce qui était considéré comme héréditaire[19]. Mais cette fois, ce n'est pas tant la conception de la génétique qui se modifie que l'ampleur de son emprise. Après la « biologisation du discours social », nous voici entraînés vers une emprise sans précédent de la génétique conduisant à un véritable quadrillage génétique du social et vers un véritable processus de « génétisation »[20] qui dépasse largement l'actuel projet du « Génome ».

Ainsi, un nombre croissant de problèmes sont qualifiés de génétiques et l'inflation médiatique aidant donne l'impression que la fréquence des problèmes génétiques a augmenté alors que c'est essentiellement la tendance à considérer nombre de problèmes de santé comme problèmes génétiques qui est en hausse. Cela laisse croire que la génétique serait la clé de voûte de tous les problèmes de santé et laisse ainsi planer un sentiment d'urgence quant à la mise en place du projet de cartographie génétique.

Ce procès de génétisation, qui porte à réduire les différences entre les individus à leur code génétique, définit la plupart des désordres et comportements, ainsi que les variations physiologiques, comme au moins en partie d'origine génétique. Il plaide alors pour l'adoption d'interventions utilisant des technologies génétiques pour gérer des problèmes de santé, voire des problèmes de détresse humaine ou de désordre, qui non seulement découlent du contexte socio-économique, mais dont l'appréhension et la définition mêmes relèvent souvent d'une construction de l'idéologie dominante alors en vigueur. En outre, ce « procès de génétisation » a la fâcheuse tendance à faire équivaloir la biologie humaine à la génétique humaine, et même à l'humanité des êtres, sous-entendant que la génétique serait le facteur déterminant, voire le seul facteur, faisant de chacun de nous ce que nous sommes. La cartographie du génome est donc à la fois une expression de cette génétisation et un puissant facteur d'accélération du processus.

CARTES SUR TABLE...

En fait, qu'elle soit cartographie corporelle ou géophysique, la cartographie est autant politique et culturelle que « scientifique ». Telles les cartes géographiques de la Renaissance, celles du génome, nouvelle géo-

---

19. T. Duster, *op. cit.*
20. Abby Lippman, *op. cit.*

graphie du biopouvoir, sont également porteuses de projets politiques et économiques implicites donnant à la science et aux scientifiques l'autorité suprême d'abord sur les questions de santé pour lesquelles il ne s'agirait plus que d'identifier les gènes « défectueux » pour les remplacer ou leur trouver un substitut, comme on l'a fait déjà pour le cœur, le foie, ou la hanche, et ensuite pour un éventuel remodelage de l'être humain et de sa descendance au nom d'intérêts tout aussi supérieurs que ne l'est la santé. En ce sens, il est malheureux que l'acronyme préféré de Brenner pour le programme international de cartographie du génome n'ait pas été adopté. En effet, « THUG » (The Human Genome), signifiant « brigand », aurait pu nous tenir davantage en alerte face au pouvoir réel de la cartographie que l'acronyme finalement adopté, « HUGO », qui rappelle, du moins dans les milieux francophiles, l'humanisme du célèbre écrivain Victor Hugo.

Il va sans dire que si les projets actuels sur le génome ne sont possibles qu'avec l'appareillage technique sophistiqué dont nous disposons à l'heure actuelle pour étudier l'ADN, ils ne seraient pas *pensables* si la culture biomédicale et bioéthique régnante ne donnait pas son appui à ce procès de génétisation à l'œuvre dans le domaine de la santé. Ainsi, les conceptions de la médecine et de l'éthique biomédicale, réduisant la réflexion aux seules questions de l'aval, à savoir de possibles conséquences du projet de cartographie et séquençage, conduisent non seulement à avaliser de tels projets sans en interroger le bien-fondé, mais à confondre l'analyse et la réflexion avec la simple gestion, ce qui est une insulte à la pensée.

Profondément empreints de libéralisme économique, ces conceptions biomédicales et bioéthiques, trop souvent limitées aux droits individuels, à l'autonomie et au consentement éclairé, bref au champ de la micro-éthique qui suinte parfois la « mini-éthique », se concentrent sur les bénéfices éventuels et les abus potentiels concernant les individus, mais ignorent l'ensemble des impacts sociaux, culturels, économiques de tels projets. D'où l'urgence d'un examen attentif de ces balises bioéthiques et d'un travail de critique épistémologique, voire de reconceptualisation de l'éthique dans ce champ, en commençant par l'élargissement et la démocratisation des débats sur le sujet. Comme le soulignent avec à-propos Danos et Marlière, le respect de l'humanité et de la justice ne peut s'exercer par à-coups, en écho à des audaces scientifiques toujours dépassées :

> La délégation de la réflexion morale à des centres de référence n'a-t-elle pas l'effet pernicieux d'exonérer les chercheurs de leurs responsabilités ? Enfin et surtout, les remparts d'états d'âme sont-ils à même de contenir

les débordements d'un risque technologique qui menace les individus dans leur nature et non plus dans leur milieu[21] ?

Au moment où l'écologie et notamment « la protection de l'environnement » (cet euphémisme qui qualifie une certaine volonté de réduire la rapidité de l'exploitation effrénée et de la dégradation de l'environnement) sont devenus des sujets de vives préoccupations dans l'opinion publique, peut-être serait-il temps d'élargir les réflexions et les interventions concernant les milieux de vie et les ressources naturelles à l'actuelle technicisation de l'engendrement et aux richesses du patrimoine génétique humain (génome et pool génique compris) dans le cadre d'une « écologie de la reproduction »[22].

LE POUVOIR DE LA CONNAISSANCE

La mise en œuvre du projet « Génome » a permis aux scientifiques, aux bailleurs de fonds et aux autres collaborateurs d'accaparer le terrible pouvoir de définir la façon même de concevoir l'être humain, de concevoir l'altérité, la santé et la maladie, la normalité et l'anormalité. À travers ce projet et les préoccupations éthiques de ses défenseurs se dessinent même les balises pour ceux qui assumeront cette gestion sociale des individus et de la société.

Légitimer la cartographie en faisant miroiter d'importantes améliorations de la santé publique, et cela à des coûts moindres, constitue sans doute un excellent discours de légitimation aux yeux du public et une stratégie efficace d'obtention de fonds. Mais cela contribue également à confiner le débat à des préoccupations économicistes suggérant qu'il ne s'agit que de contrôler les coûts pour obtenir tous les bénéfices, masquant entre autres le fait que ceux qui en assumeront les coûts ne seront pas nécessairement les premiers à en bénéficier...

Pour paraphraser Filostrato dans le roman de C.S. Lewis, *That Hideous Strength*, notre pouvoir sur la génétique signifie d'abord et avant tout le pouvoir de certains sur d'autres avec pour instrument la génétique. Ceux qui détiennent l'argent et l'expertise auront le pouvoir de décider comment les généticiens pourront aider la majorité d'entre nous qui deviendront progressivement à la fois demandeurs et dépendants de cette « aide ». Avant d'aller plus loin dans cette direction, il est indispensable d'analyser de façon approfondie la genèse, les présupposés et

---

21. Olivier Danos et Philippe Marlière, *op. cit.*, p. 1.
22. Louise Vandelac, « Une clôture d'ouvertures », *Sortir la maternité du laboratoire*, Actes du Forum international sur les nouvelles technologies de reproduction, Conseil du statut de la femme, Gouvernement du Québec, janvier 1988, p. 369-380.

les prétendues promesses d'un tel projet. Bref, il importe d'aller au-delà du miroir aux alouettes médiatique et de déconstruire ce volet du discours génétique pour élargir de façon urgente le débat public sur le sujet, car :

> Les scientifiques de demain auront un pouvoir qui excède tous les pouvoirs connus dans l'humanité : celui de manipuler le génome. Qui peut jurer qu'il ne servira qu'à l'évitement des maladies héréditaires ? Certains appellent avec froideur à la maîtrise et au perfectionnement relationnels du patrimoine génétique. D'autres, hantés par un sentiment de menace, considèrent que de légitimes désirs thérapeutiques abritent aussi des forces bien plus obscures qui, elles, sont immaîtrisables, et opposent la mesure du raisonnable à l'absolutisme du rationnel. Soulager la souffrance, la tâche du médecin, semble s'être mué en exorbitant devoir de guérir l'humanité. Mais de quoi ? La condition humaine aussi est une maladie héréditaire, et sexuellement transmissible s'il en est ! Que la biologie élucide ce qui la meut. Seul ce travail préservera à la science comme à la personne, leur dignité[23].

---

23. Monette Vacquin, « L'Objectivité soupçonnée », Texte présenté à l'occasion de l'exposition sur les technologies de reproduction « La Vie en kit », Paris, Arche de la Défense, 1991a, p. 2-3.

Références bibliographiques

ACHARD, P., *et al. Discours biologique et ordre social*. Paris, Éditions du Seuil, 1977.

ANNAS, G.J. « The Supreme Court, Privacy and Abortion », *New Engl. J. Med.*, vol. 321, 1989, p. 1200-1203.

BADURA, B. « Life-Style and Health : Some Remarks on Different Viewpoints ». *Soc. Sci. Med.*, vol. 19, n° 4, 1984, p. 341-347.

BURT, R.A. « Legal and Ethical Aspects of Interventions », *in* : Simopoulus, A.P., et Childs, B. (éd.), « Genetic Variation and Nutrition », Basel, Karger, *World Rev. Nutr. Diet*, vol. 63, 1990, p. 266-276.

CASKEY, C.T. *Gene Replacement Therapy. The 1991 ICI Distinguished Visiting Lecture*, Montréal, Université McGill, 22 avril 1991.

CONSEIL DE L'EUROPE. *Comité ad hoc d'experts sur la bioéthique (CAHBI) : Projet du génome humain*, Strasbourg, 1990, 6 p.

COUNCIL FOR RESPONSIBLE GENETICS. « Position Paper on Genetic Discrimination », *Issues Repro. Genet. Engineer*, vol. 3, 1990, p. 287-295.

DANCHIN, Antoine. « Naître et mourir », *Corps écrit*, n° 21, Paris, p. 37-42.

DANOS, Olivier, et Philippe MARLIÈRE. *Sommes-nous prêts pour la gestion génétique des ressources humaines ?*, Paris, GEL, 1991, 3 p.

DUSTER, T. *Backdoor to Eugenics*, New York, Routledge, 1990.

DUSTER, T., et K. GARRETT (éd.). *Cultural Perspectives on Biological Knowledge*, Norwood, N.J., Ablex Pub. Co., 1984.

GEL. *Position du GEL sur la médecine prédictive*, mars 1991, 3 p.

GOONATILAKE, Susantha. *Evolution of Information : Lineages in Gene, Culture and Artefact*, Université Columbia, mars 1991, 256 p.

HALL, S.S. « Holy Grail, Biology's Moon Shot », *Smithsonian*, Octobre 1989, p. 41-49.

HAMILTON, D.P. (éd.). « ScienceScope : Brain Blueprints », *Science*, vol. 252, 1991, p. 19.

HERMITTE, Marie-Angèle. « Le droit et la vision biologique du monde », *Maîtres et protecteurs de la nature*, version ronéotypée, p. 85-104.

HUBBARD, R. *The Politics of Women's Biology*, New Brunswick, N.J., Rutgers University Press, 1990.

JUENGST, E.T. « The Human Genome Project and Bioethics », *Kennedy Inst. Ethics J.*, vol. 1, n° 1, 1991, p. 71-74.

KOLLECK, R. « The Limits of Experimental Knowledge : A Feminist Perspective on the Ecological Risks of Genetic Engineering », *Issues Repro. Genet. Engineer*, vol. 3, n° 2, 1990, p. 125-135.

LABRUSSE-RIOU, Catherine. « Les implications juridiques de la génétique », *Revue du droit public et de la science politique en France et à l'étranger*, Colloque franco-suédois, Stockholm, 1989, p. 1366-1381.

LEAF, A., et T.J. RYAN. « Sounding Board : Prevention of Coronary Artery Disease », *N. Engl. J. Med.*, vol. 323, 1990, p. 1416-1419.

LEWIS, C.S. *That Hideous Strength*, New York, Collier Books, 178 p.

LIPPMAN, Abby. « Prenatal Genetic Testing and Screening : Constructing Needs and Reinforcing Inequities », *American Journal of Law & Medicine*, vol. XVII, n°ˢ 1-2, 1991, 50 p.

LORD, J., *et al.* « A Study of Personal Empowerment : Implications for Health Promotion », *Health Promotion*, vol. 29, n° 2, 1990, p. 2-8.

McKUSICK, V.A. « Current Trends in Mapping Human Genes », *FASEB J.*, vol. 5, n° 1, 1991, p. 12-20.

MEDAWAR, P.B. « A Biological Retrospect », *Art of the Soluble*, 1967, p. 97-110.

MEILAENDER, G. « Mastering Our Gen(i)es : When Do We Say No ? », *The Christian Century*, vol. 107, 1990, p. 872-875.

MÉLANÇON, Marcel J., LECLERC, Bruno, GAGNÉ, Richard, et Suzanne NOOTENS. « Une problématique éthique et sociale », *Interface*, vol. 12, n° 3, 1991, p. 39-41.

MURPHY, E.A. « The Logic of Medicine », *Amer. J. Med.*, vol. 66, 1979, p. 907-909.

NATIONAL ACADEMY PRESS. *Mapping and Sequencing the Human Genome*, Washington, D.C., National Research Council, 1988, 116 p.

NEEDLEMAN, H.L. « Childhood Lead Poisoning : A Disease for the History Texts », *Amer. J. Public Health*, vol. 81, n° 6, 1991, p. 685-687.

NEWMAN, S.A. « Idealist Biology », *Perspect Biol. Med.*, vol. 31, n° 3, 1988, p. 353-368.

RAYMOND, Vincent, et Michel MAZIADE. « La génétique moléculaire des psychoses majeures : le défi des années 90 », *Interface*, vol. 12, n° 2, 1991, p. 10-18.

REISS, D., PLOMIN, R., et E.M. HETHERINGTON. « Genetics and Psychiatry : An Unheralded Window on the Environment », *Amer. J. Psychiat.*, vol. 148, 1991, p. 283-291.

RODGERS, G.P. « Recent Approaches to the Treatment of Sickle Cell Anemia », *JAMA*, vol. 265, n° 16, 1991, p. 2097-2101.

ROSSITER, B.J.F., et C.T. CASKEY. « Molecular Studies of Human Genetic Disease », *FASEB Journal*, vol. 59. n° 1, 1991, p. 21-27.

VACQUIN, Monette. *L'Objectivité soupçonnée*, Texte présenté à l'occasion de l'exposition sur les technologies de reproduction « La Vie en kit », Paris, Arches de la Défense, mai 1991, 3 p.

VACQUIN, Monette. « Filiation et artifice, nouvelles techniques et vieux fantasmes », *Le Supplément*, revue d'éthique et de théologie morale, Paris, Éditions du Cerf, juin 1991, p. 131-149.

VACQUIN, Monette. *Le Supplément*. Paris, Éditions du Cerf, 1991, 22 p.

VANDELAC, Louise. « L'embryo-économie du vivant », *Le Magasin des enfants*, Paris, Éditions François Bourin, 1990, p. 117-139.

VANDELAC, Louise. « Une clôture d'ouvertures », *Sortir la maternité du laboratoire*, Actes du Forum international sur les nouvelles technologies de reproduction, Conseil du statut de la femme, Gouvernement du Québec, janvier 1988, p. 369-380.

7   *Le génome humain : un patrimoine universel, personnel et communautaire*

La connaissance génétique ne mène pas automatiquement à la manipulation ou à l'élimination, mais plutôt à l'acquisition et à la communication de l'information génétique et, plus important encore, à une meilleure compréhension de la complexité de l'être humain. Le Projet international de cartographie et de séquençage du génome humain démontrera que le patrimoine génétique est à la fois universel, personnel et communautaire. Universel parce qu'il changera irrémédiablement les coordonnées anthropologiques de l'espèce humaine. Personnel puisqu'il changera notre compréhension de la causalité et de la pathogenèse des maladies. Communautaire parce qu'il révélera aussi la solidarité biologique entre les personnes dans une société donnée[1].

À l'intérieur de ces trois perceptions, quelles seront les principales connaissances nouvelles issues du Projet international de cartographie et de séquençage du génome, lequel est maintenant irrémédiablement entrepris dans plusieurs pays développés ? De quels types de changements pouvons-nous discuter qui indiqueraient déjà les directions des prochaines années ? Entre les polémiques techno-scientifiques et les phobies de science-fiction, il est important de tenter d'harmoniser cette

---

1. B.M. Knoppers et C.M. Laberge, « The Social Geography of Human Genome Mapping », *in* Z. Bankowski et A.M. Capron (éd.), *Genetics, Ethics and Human Values : Human Genome Mapping, Genetic Screening and Gene Therapy*, Genève, C.I.O.M.S., 1991, p. 39-55.

nouvelle connaissance du vivant en reconnaissant ces trois perceptions, universelle, personnelle, et communautaire, de l'information génomique humaine et leurs champs d'application.

PATRIMOINE UNIVERSEL

Dans son contexte universel, la première et principale conséquence du projet Génome humain est déjà connue : tous les êtres humains sont différents, mais appartiennent cependant à la même espèce[2]. Le génome humain, en soi et tel qu'on l'entend dans les différents programmes de séquençage, consiste dans l'ensemble des informations contenues dans l'ADN (acide désoxyribonucléique) cellulaire, lequel contrôle l'expression biologique du phénotype dans le temps et l'espace. Le « génome humain » comme tel n'existe pas dans la réalité, ce génome est un « mythe », une construction opérationnelle de l'esprit scientifique. Il est un consensus anonyme de séquences d'ADN. Il est indépendant de la race ou de la couleur de la peau. Il est ignorant des frontières sociales et politiques. Il s'applique comme référence à l'espèce humaine dans sa totalité. En biologie humaine, comme pour tout le vivant évolué, la définition d'espèce s'applique à un ensemble d'individus interfertiles. Les humains constituent une espèce évolutive occupant l'ensemble de la planète. La discrimination génétique basée sur la race ou sur la culture n'est qu'une construction, une traduction politique et idéologique, un relent du pouvoir de l'ignorance et de l'histoire[3].

Une deuxième conséquence universelle du projet Génome humain sera de confirmer, pour ceux qui en douteraient encore, la filiation coévolutive de l'espèce humaine dans l'histoire planétaire du vivant. En ce sens et en principe, toutes les connaissances fondamentales de la biologie moléculaire, cellulaire, physiologique deviennent applicables à l'humain. Par exemple, la connaissance d'autres génomes peut devenir un outil de compréhension de celui de l'humain, des séquences homologues et des séquences conservées permettant soit d'orienter la cartographie humaine, soit de reconnaître des gènes encore inconnus ou des parties fonctionnelles de gènes humains. L'étude de la régulation génique ou de l'ontogenèse chez les animaux « supérieurs » comme la drosophile et la souris commence déjà à fournir des modèles de com-

---

2. C.B. Stringer et P.P. Andrews, « Genetic and Fossil Evidence for the Origin of Moder Humans », *Science*, vol. 239, 1988, p. 1263 ; A. Langaney, « La diversité génétique humaine : considérable et mal connue », *Génétique, procréation et droit*, Paris, Actes Sud, 1985, p. 349.
3. B. Müller-Hill, *Murderous Science : Elimination by Scientific Selection of Jews, Gypsies and Others, Germany 1933-1945*, Trad. G. R. Fraser, Oxford, Oxford University Press, 1988.

préhension de la physiologie génétique de l'humain[4]. Ainsi, la génétique « reverse » chez ces animaux a démontré des homologies entre les gènes de développement embryologique, les homéogènes. Ces gènes étudiés dans des animaux transgéniques fournissent déjà un début d'hypothèses pour la compréhension de certains syndromes malformatifs chez l'embryon humain[5].

Une troisième conséquence universelle du projet Génome humain sera de démontrer scientifiquement l'extrême diversité entre les génomes d'individus de la même espèce humaine, et cela tant dans les séquences codantes que dans les séquences non codantes. Ces dernières, si elles ne sont pas des séquences régulatrices de l'expression des gènes, ne sont pas directement soumises à la pression de la sélection naturelle de type darwinien. Elles évoluent de génération en génération au simple « hasard » des taux mutationnels. Par ailleurs, ces mêmes séquences très polymorphes servent actuellement de marqueurs pour l'identification ou l'attribution de gènes « délétères » non séquencés. Elles peuvent, lorsqu'elles sont considérées comme un ensemble, soumettre un individu à la sélection humaine dans une société donnée comme dans le cas des « empreintes génétiques » utilisées comme « preuves » en droit criminel[6] ou civil[7].

En somme, la notion de « génome humain », considérée dans son aspect informatif universel, demeure un « outil opérationnel », au même titre qu'un atlas d'anatomie qu'aurait fabriqué Vésalius à la Renaissance, qu'une grammaire dans un langage inconnu ou qu'un « listing consensus » dans un sondage.

Il est fort probable que théoriquement la reconstitution d'un tel « humain-moyen-parfait » ne serait pas viable. L'être humain est constitué en un système biologique ouvert et nécessite l'imperfection pour s'adapter, une certaine résilience secondaire à ses différences

---

4. R.P. Erickson, « Minireview : Creating Animal Models of Genetic Disease. » *Am. J. Hum. Genet.*, vol. 43, 1988, p. 582.
5. A. Ivens, N. Flavin, R. Williamson, M. Dixon, G. Bates, M. Buckingham et B. Robert, « The Human Homeobox Gene HOX7 Maps to Chromosome 4p16.1 and May be Implicated in Wolf-Hirschorn Syndrome », *Hum. Genet.*, vol. 84, 1990, p. 473 ; O. Chisaka et M.R. Capecchi, « Regionally Restricted Developmental Defects Resulting from Targeted Disruption of the Mouse Homeobox Gene *hox-1.5* », *Nature*, vol. 350, 1991, p. 473.
6. PH.L. Bereano, « DNA Identification Systems : Social Policy and Civil Liberties Concerns », *Intl. J. of Bioeth.*, vol. 1, 1990, p. 146.
7. A.J. Jeffreys, M. Turner et P. Debenham, « The Efficiency of Multilocus DNA Fingerprint Probes for Individualization and Establishment of family Relationships, Determined from Extensive Casework », *Am. J. Hum. Genet.*, vol. 48, 1991, p. 824 ; E.S. LANDER, Invited editorial : « Research on DNA Typing Catching up with Courtroom Application », *Ibid.*, p. 819.

polymorphiques face aux conditions quotidiennes et aux étapes tempo-
relles d'adaptation. La diversité polymorphique des génomes constitue
donc la garantie de l'universalité du patrimoine génétique de l'espèce,
mais pas nécessairement de sa valeur sélective.

Qui pourrait décrire quelle est la meilleure séquence d'ADN
pour une personne humaine à un site cartographique donné ? Sont-ce
les biologistes, les généticiens, les moralistes, les philosophes, les éco-
nomistes, les politiciens, les juristes ou les prêtres ? Une séquence d'ADN
est une séquence d'ADN. Elle ne confère pas la conscience ou même la
vie, qui sont des conséquences de la physiologie des systèmes compo-
sés de structures. Ces structures, tout en étant codées par des séquences
d'ADN, ne s'expriment cependant que dans un ensemble spatio-
temporel bien précis et unique, contraignant l'ensemble du vivant à la
nécessité de l'adaptation ou de la mort.

L'expression génétique sous forme de phénotype soumis à l'adaptation est la seule réalité. À penser autrement, on glisse à un niveau plus
fondamental dans la même erreur structuraliste. Une erreur qui accepte
le déterminisme et le réductionisme des équations gène = maladie ou
gène = phénotype tout en oubliant d'une part la composante temporelle
et, de l'autre, la composante spatiale des environnements dans l'expression[8].

La cartographie et le séquençage du génome humain « universel »
n'est qu'une autre de ces phases historiques de la connaissance scientifique de notre univers. Cette quête scientifique de la connaissance (et
non seulement du savoir et du pouvoir) permettra éventuellement de
mieux comprendre la structure et l'information biologique de « l'observateur » unique que nous présumons être *de* et *dans* cet univers.

La science moderne situe paradoxalement l'humain au centre de
deux types d'univers dans lesquels il semble exister, entre l'univers causal
de la physique et l'univers chaotique de l'adaptation sociale. Une meilleure compréhension de la coévolution génétique de notre espèce avec
celle de notre univers ne peut qu'améliorer nos intuitions métaphysiques.
La frontière du projet Génome est certainement plus à notre portée
immédiate que la frontière des espaces intersidéraux !

À ce niveau de connaissance coévolutive, le génome humain,
comme les génomes animaux et végétaux, doit être considéré comme
patrimoine commun de l'humanité et mérite une protection universelle
telle que proposée par le Mouvement universel pour la responsabilité

---

8. A. Jacquard, *L'Héritage de la liberté : De l'animalité à l'humanitude*, Paris,
   Seuil, 1986.

scientifique (MURS)[9]. Quoi qu'il en soit, la réalisation de cette approche de patrimoine commun de l'humanité n'est pas sans certaines difficultés conceptuelles et pratiques :

> L'application à la génétique humaine de ce concept de patrimoine commun de l'humanité peut soulever des difficultés. Premièrement, elle suppose la reconnaissance du génome humain (individuel) ou du pool génique (collectif) comme *res communis* (chose appartenant à tous) ou comme *res nullius* (chose sans maître). Deuxièmement, l'idée de participation commune à la gestion du patrimoine suscite certaines difficultés sur les plans conceptuel et politique, surtout en l'absence de propriété partagée. Dans l'ordre génétique, l'intégration est naturelle ; l'apartheid procède de l'ignorance culturelle. Enfin, on ne peut déterminer ce qui constitue une utilisation paisible et ce qui constitue une pratique abusive, sans définir les objectifs de la génétique humaine à l'échelle de la collectivité. Il faut donc établir « dans quelle mesure le pool génique est un bien public que nous détenons en fiducie pour les générations futures, et dans quelle mesure sa subdivision en lots génétiques très individualisés empêche de la traiter comme une ressource publique »[10].

De toute façon, il est important de rappeler que la compréhension biologique de ce génome n'a d'importance que lorsqu'elle peut être appliquée à un individu, à une personne et, parfois, à sa famille biologique.

PATRIMOINE PERSONNEL

Présumant que le patrimoine génétique universel nécessite une forme internationale de reconnaissance et de protection en droit, l'analyse éthique en profondeur devrait alors être concentrée sur le génome individuel, le patrimoine génétique personnel tel qu'il existe dans le déroulement de l'histoire et de la filiation de l'espèce. Cette histoire comprend

---

9. J. Dausset, éditorial : « Les droits de l'Homme face à la science », *Cahiers du M.U.R.S.*, vol. 3, n° 3, 1989. À l'article X, il propose un ajout à la *Déclaration universelle des droits de l'homme* : « Les connaissances scientifiques ne doivent être utilisées que pour servir la dignité, l'intégrité et le devenir de l'Homme. Nul ne peut entraver l'acquisition. » Le MURS propose aussi que l'Organisation des Nations Unies adopte les principes suivants :
   – toute source d'énergie ne doit être utilisée qu'au bénéfice de l'Homme sans atteinte à la biosphère ;
   – le patrimoine génétique de l'homme, dans l'état actuel de nos connaissances, ne doit pas être modifié de façon héréditaire (ce qui n'exclut pas le traitement des maladies génétiques par modification du patrimoine génétique des cellules non reproductrices d'un malade) ;
   – le corps humain dans tous ses éléments, cellules, tissus et organes, n'a pas de prix et ne peut donc être source de profit.
10. B.M. Knoppers, *Dignité humaine et patrimoine génétique : étude*. Ottawa, Commission de réforme du droit du Canada, 1991, p. 22-23.

aussi l'histoire des sciences qui sont, il ne faut pas l'oublier, comme tous les processus millénaires d'adaptation de l'espèce humaine, à la fois bonnes et mauvaises selon les utilisations que les sociétés en font[11].

Le génome reçu par l'individu à la suite des hasards de la reproduction et des réarrangements chromosomiques constitue la base de la « génécité » de cette personne[12]. Que cette génécité corresponde à l'individualité génétique en ce qui concerne l'appropriation des séquences d'ADN ne veut absolument pas dire que la personnalité en est issue. *De même que le « gène » n'est pas la maladie, le « génome » n'est pas la personne.*

Par ailleurs, la découverte de causalité héréditaire découlant de l'expression de séquences spécifiques d'ADN permet de qualifier certaines informations ou diagnostics pathologiques comme reliés à un « gène ». De la même façon, certains caractères identificateurs de la personne se trouvent dans des séquences de son génome, que ces séquences soient responsables des maladies rares ou ne servent que de marqueurs génétiques.

Du côté personnel et en ce qui a trait à la protection légale, l'utilisation médicale des informations génétiques exige un consentement éclairé des choix de la part des individus (patients ou non). Ces individus sont directement affectés par des tests diagnostiques, tests pronostiques d'attribution de risque, ou par des programmes de dépistage ou de prévention familiaux, régionaux ou de populations. Pour que ces choix et ces consentements soient éclairés, tant le personnel médical (médecins, conseillers, infirmières, biologistes cliniques) que le « patient » et sa famille doivent comprendre ce dont il s'agit.

Un test génétique est-il simplement équivalent à tout autre test médical diagnostique ? à un projet de recherche ? Y a-t-il avantage à savoir les résultats ? Cette recherche ouvre-t-elle la voie à de nouveaux traitements palliatifs, préventifs ou curatifs ? Qui aura le contrôle de l'information génétique, de sa diffusion, de sa confidentialité ?

Ces questions exigent une généralisation des connaissances en biologie moléculaire. Elles exigent des réponses avant que la médicalisation de ces connaissances ne devienne une pratique répandue, soumise aux

---

11. « The Human Genome Initiative and the Impact of Genetic Testing and Screening Technologies », Special Issue, *Am. J.L. & Med.*, vol. 17, n°s 1-2, 1991 ; voir aussi D.J. Kevles, *In the Name of Eugenics : Genetics and the Uses of Human Heredity*, Berkeley et Los Angeles, University of California Press, 1985.

12. A. Capron, « Unsplicing the Gordian Knot : Legal and Ethical Issues in the « New Genetics », *in* A. Milunsky et G. Annas (éd.), *Genetics and the Law III*, New York, Plenum, 1985, p. 23-24.

mêmes critères que la médecine traditionnelle. Dans nos cultures occidentales, cette médecine « moderne » est devenue programmée et organisée légalement par des codes de déontologie. Ces lois et ces codes font partie des attentes du public et du « contrat social » d'altruisme attendu de la part de l'application de la science aux problèmes des êtres humains. L'information génétique sera-t-elle simplement assimilée et intégrée dans ces structures traditionnelles de la médecine sans plus de prévoyance ni de discussions publiques[13] ?

En effet, l'identification de facteurs génétiques inhérents à la personne (quelles que soient leurs expressions en phénotypes ou sous forme de facteurs de risques, dès la naissance ou même avant) comporte des dangers potentiels si le contrôle n'est pas soumis aux choix éclairés et spécifiques (... et cela avant la mort pour l'utilisation même après la mort !). Même si un droit de propriété sur le matériel et l'information génétiques ne semble pas acceptable[14], on ne peut par ailleurs prétendre que la « génécité » de la personne appartienne au domaine public. De ce côté, comme c'est le cas avec l'adaptation moderne à la technologie informatique et aux logiciels, de nouveaux droits hybrides de propriété intellectuelle ou personnels pourraient facilement répondre aux besoins de protection contre les abus. Cependant, ces droits doivent être spécifiques à la nature unique de l'information génétique dans le contexte de l'informatique. Car c'est la conjonction même de ces deux technologies qui oblige à une réponse légale plus précise plutôt qu'à une réponse reposant simplement sur des analogies générales entre l'information médicale et le droit de l'informatique[15].

Pour ces raisons, la gestion de la confidentialité et du transfert de l'information et du matériel génétique doit être basée sur des autorisations précises découlant de la généralisation des connaissances scientifiques dans la communauté. Ceci vient du fait que la cartographie et le séquençage du génome humain apportent la connaissance des gènes exprimés au cours de la vie d'un individu, et même après. Cette connaissance affectera les choix non seulement de cet individu, mais aussi de ses parents tant proches qu'éloignés, c'est-à-dire le patrimoine communautaire.

---

13. Pour un début d'analyse légale de cette question dans le contexte québécois, voir H. Guay et B.M. Knoppers, « Information génétique : qualification et communication en droit québécois », *R.G.D.*, vol. 21, 1990, p. 545-606.

14. *Moore v. The Regents of the University of California*, 202 Cal. App. 3d 1230, 249 Cal. Rptr. 494 (1988) : Sup. Ct. Calif. File no : S006987 (July 9, 1990). Voir aussi Office of Technology Assessment, *New Developments in Biotechnology : Ownership of Human Tissues and Cells*, Washington, D.C., Congress of the United States, 1987.

15. B.M. Knoppers et C. Laberge, « DNA Sampling and Informed Consent », Letter to the Editor, *Can. Med. Ass. J.*, vol. 140, 1989, p. 1023-1028.

PATRIMOINE COMMUNAUTAIRE

À cause du caractère nécessairement familial et parfois même régional ou ethnique de l'information génétique, la connaissance individuelle de son génome crée un lien d'obligation entre l'individu, sa famille et, ultimement, sa communauté. Ce partage de l'information génétique pour en permettre une utilisation préventive ne peut dépendre que de la contribution personnelle de l'individu envers des tiers (parents proches et éloignés). Puisque cette information de « risques » ne peut être utilisée qu'avec son consentement, il faut s'en remettre à l'intérêt et à l'éducation civiques des individus et à leurs intérêts communautaires de partage des ressources de la santé.

Lorsqu'on parle de maladies génétiques, il est important de rappeler que les causes « pathogènes » des maladies génétiques sont endogènes et constitutives. L'épidémiologie génétique des maladies ou des « risques » ne correspond donc pas au modèle classique épidémiologique justifié par le « bien commun », comme il l'est dans des « cas » classiques tels la tuberculose ou le choléra. Dans l'allocation des ressources, la communauté sera amenée à peser le pour et le contre de l'investissement dans la génétique préventive et d'autres besoins sociaux. Dans l'attente de l'accroissement et de la généralisation des connaissances génétiques dans la communauté, il importe toutefois de se protéger juridiquement contre les abus possibles provenant de l'incompréhension et de l'ignorance de la génétique humaine.

À cause de la nature familiale (ou parfois ethnique ou régionale) de l'information génétique, la connaissance individuelle de cette information crée des obligations envers les autres. Le partage de l'information génétique à des fins préventives dépend nécessairement de la communication personnelle intrafamiliale et à travers les générations. Puisque, comme mentionné auparavant, l'information de « risques » ne doit être utilisée qu'avec l'autorisation spécifique de la personne testée, l'éducation civique des individus et le sens de responsabilité sociale qui l'accompagne sont les étapes préliminaires à toute participation familiale et communautaire ou à l'allocation des ressources publiques.

Les obligations des tiers tels les conseillers génétiques, les médecins et les biologistes moléculaires concernant la communication de l'information génétique doivent être explicitées avec précision. Cette communication est la responsabilité première de l'individu et doit être protégée comme telle[16]. Remettre cette responsabilité entre les mains de parents équivaut à miner le contrôle même de l'individu et à

---

16. *Ibid.*, p. 128-129.

faire de ces parents des « courtiers » de l'information génétique. Pour cette raison, l'allocation des ressources pour le conseil génétique et pour l'éducation du public est plus cruciale que celle qui est appropriée à l'effort même de cartographie et de séquençage du génome.

Présumant d'une compréhension éventuelle dans la communauté (ou même de la possibilité d'un devoir de solidarité), les personnes pourraient ainsi partager librement les informations génétiques obtenues à partir de leurs séquences d'ADN.

CONCLUSION

La cartographie et le séquençage du génome humain sont devenus un instrument important pour la médecine. Il ne faut pas laisser la sélection naturelle agir à l'aveuglette. Il ne faut pas imaginer que les maladies dépendent seulement des conditions d'environnement (écologie, sociologie, travail, pollution, infection, hygiène, économie politique, etc.). Il faut maintenant reconnaître le rôle du fardeau génétique dans toutes les maladies tant rares que fréquentes. Cette perception permet en premier lieu une action préventive dans la communication de l'information et dans l'éducation du public et, en second lieu, peut-être une action thérapeutique éventuelle.

Une meilleure connaissance de la pathogenèse des maladies amène la plupart du temps des innovations thérapeutiques. Le savoir génétique ne mène pas automatiquement à la manipulation ou à l'élimination, mais ouvre plutôt la voie à la meilleure compréhension de la complexité de l'être humain. En orientant nos priorités dans un contexte universel, personnel et communautaire de la génétique humaine et en offrant des balises juridiques à chacun de ces niveaux, on pourra mieux assurer le minimum de protection nécessaire aux futures générations.

Gardant en mémoire ces trois perspectives, le débat sera ancré dans le respect primordial qui doit être dévolu à la dignité inhérente à tous les membres de la famille humaine. Un consensus supra et international sur les principes d'application de l'information génétique servira de guide aux nations dans leurs choix sociopolitiques, et offrira en même temps à l'humanité l'occasion de participer à ces choix.

8 *Un choix de société*

À titre de responsable du système de santé du Québec, le ministère de la Santé et des Services sociaux est directement visé par le projet de cartographie et de séquençage du génome humain (HUGO).

Les espoirs que suscitent les percées de la médecine génétique ont soulevé des questions et des inquiétudes auxquelles il est difficile de répondre d'une façon définitive.

Je voudrais, dans un premier temps, souligner l'importance que nous accordons au projet de cartographie et de séquençage du génome humain et plus largement à l'ensemble de la médecine génétique. Par la suite, je poserai avec vous certaines questions à cette entreprise qui, si elle est potentiellement porteuse de bénéfices de taille, ne doit pas pour autant passer sous silence les grandes questions qu'elle implique.

La médecine génétique nous a déjà permis des progrès importants du côté du diagnostic prénatal et néonatal ; elle nous a notamment permis d'aider les enfants atteints de plénylcétonurie à vivre une vie meilleure par un régime alimentaire approprié. Les espoirs que soulève la thérapie génique chez les enfants-bulles constituent aussi une motivation importante.

Nous pouvons facilement concevoir que les connaissances que nous livrera d'ici quelques années le projet HUGO augmenteront significativement notre arsenal thérapeutique et préventif face à des maladies graves et coûteuses pour le système de santé pour lesquelles il n'existe actuellement que des palliatifs. Les individus atteints, leur famille et finalement la société elle-même bénéficieront sans aucun doute de ces progrès.

Par contre, la médecine génétique touche aussi à des zones grises dans lesquelles nous ne pouvons afficher la même assurance, ni le même optimisme. L'année dernière, le *Journal of American Medical Association* faisait écho à des recherches mettant en évidence qu'un comportement social comme l'alcoolisme pourrait avoir des bases génétiques. Jusqu'à quel point touchons-nous à quelque chose de plus profond ? Ne sommes-nous pas guettés dans cette approche par une certaine forme de réductionnisme biologique ? Les sanctions sociales que nous utilisons actuellement ne peuvent-elles pas être remises en question quand nous trouverons certaines bases biologiques à l'agressivité ou à la violence ?

Si la science envahit de plus en plus de champs de l'activité humaine et si l'entreprise génétique définit de plus en plus la nature humaine, le profane voit nécessairement émerger le profil de la sociobiologie.

Le ministère de la Santé et des Services sociaux doit avoir, de par sa nature même, une vision globale du système de santé. Il doit mettre de l'avant des programmes qui visent, dans la mesure du possible, le bien du plus grand nombre de personnes. Par contre, il doit s'acquitter de cette tâche en respectant les droits des individus, des citoyens, pour reprendre le terme de la réforme. Ainsi, on peut concevoir que certains programmes, même s'ils sont coûteux, si on les examine individuellement, seront quand même supportés au nom du droit des citoyens de recevoir les meilleurs soins possible. Les transplantations d'organes en sont un bon exemple. Il peut donc y avoir une tension entre les avantages que la collectivité peut retirer d'un programme et les droits individuels.

Il est nécessaire de bien évaluer l'impact que pourraient avoir des mesures sanitaires dans le champ de la génétique sur le comportement des individus. Verrons-nous un jour, au nom d'un déterminisme biologique étroit, des mesures de contrôle de la reproduction humaine plus subtils, sous prétexte de prévention de handicaps ?

Certes, la réduction des maladies est un impératif des services de santé. Déjà, la pratique de l'avortement sélectif, à la suite d'un diagnostic prénatal, permet d'éviter la naissance d'individus affectés d'un handicap. Par contre, la notion de « normal » ou d'« anormal » n'est pas que médicale. Elle dépend aussi de l'étendue du spectre que recouvre la norme et de la tolérance à la différence dont nous sommes capables de faire preuve comme société.

Une société qui aurait massivement recours au diagnostic prénatal et à l'avortement sélectif et qui ferait largement reposer sur la biomédecine le problème de l'intégration des handicapés serait une utopie dangereuse.

L'ensemble du développement de la médecine génétique met en jeu des dimensions beaucoup plus larges que ce que nous pourrions imaginer de prime abord. Il faut souligner que déjà, au Québec, les nombreuses formes de diagnostic prénatal disponibles sont déjà implantées à des niveaux divers dans le système de santé. Il existe par ailleurs dans la province de nombreuses recherches en génétique des populations, dont celles menées par l'équipe de SOREP dans la région du Saguenay – Lac-St-Jean. Par contre, notre réflexion collective sur ces questions touchant l'ensemble de la société a rarement dépassé le cercle des chercheurs initiés à la complexité de ces grandes questions, comme c'est encore le cas aujourd'hui.

Il nous semble donc primordial de concevoir une façon adaptée de planifier l'implantation et de questionner ces techniques. Jusqu'à tout récemment, cette responsabilité était assumée par le Réseau de médecine génétique du Québec. Cet organisme, mis en place par les généticiens et financé par le Ministère, avait pour responsabilité de coordonner les activités de médecine génétique dans le réseau hospitalier du Québec. Il a rendu de grands services à la population et nous tenons à profiter de l'occasion qui nous est donnée pour remercier les artisans de ce réseau. Par contre, le développement rapide dans ce domaine et la complexité des enjeux qu'il soulève du côté de la recherche, de l'organisation des services cliniques et de l'impact social et éthique, nécessitent une structure plus souple et, surtout, plus large dans sa composition.

C'est dans ce contexte que le Ministère mettra en place un comité consultatif permanent sur les questions de génétique. Ce comité aura notamment pour mandat de conseiller le Ministère sur :

- la coordination de la recherche, du développement et des services ;

- l'organisation des services aux divers stades d'intervention : prévention, conseil génétique, dépistage, diagnostic, traitement, réadaptation ;

– la désignation des centres pour les maladies génétiques spécifiques ;

– les dimensions éthique, juridique, sociale et économique.

La composition de ce comité reflétera aussi les problématiques qui sont inscrites dans son mandat. Nous croyons que ce groupe sera en mesure, par son expertise, de suivre l'évolution rapide dans le domaine de la médecine génétique et surtout de conseiller judicieusement le Ministère sur les actions à prendre ainsi que sur les balises dont il doit se doter.

Malgré les impacts positifs que ne manquera d'avoir la médecine génétique et même surtout grâce à eux, nous devons ensemble travailler à une réflexion éthique qui réduira les retombées négatives et qui permettra de profiter des acquis. La participation plus large du public à ce débat ne peut qu'être positive puisqu'elle contribuera à démythifier cette entreprise scientifique et à établir encore plus le nécessaire dialogue entre science et société.

9 *Les médias et le débat public*

Commençons par un constat : il n'y a pas – pas encore à tout le moins – de débat public sur le projet de cartographie et de séquençage du génome humain. Il n'y a pas de débat public parce que les médias de masse, aussi bien écrits qu'électroniques, ne sont pas encore « tombés » sur le sujet. Les journalistes n'ont pas encore « vu » qu'il y a là matière à bon « topo » ou à reportage consistant. Les médias, donc, ne sont pas « sur le coup » et, la chose est bien connue, pas de médias, pas de débat ! À côté du sida, de l'effet de serre et de la navette spatiale américaine (pour ne prendre que des sujets à saveur scientifique), le projet Génome humain fait, si j'ose dire, figure d'inconnu – ou presque, puisque à ma connaissance, à Radio-Canada par exemple, seules deux émissions scientifiques (radio et télévision) ont traité à l'occasion de cette question.

Et pourtant, de la cartographie et du séquençage de gènes humains, il s'en fait, et beaucoup, un peu partout dans le monde occidental. Et pourtant, le projet Génome humain, que d'aucuns ont appelé « le projet Apollo de la biologie », est bel et bien lancé. La carte du génome humain se dessine et se précise à toute allure : selon un des chefs de file du domaine, le docteur Victor McKusick (cité par *Science*), on localise environ une douzaine de nouveaux gènes par semaine sur l'un ou l'autre des 46 chromosomes humains. Toujours selon McKusick, 1 884 gènes avaient été localisés en date du 10 septembre dernier, il y a huit mois et demi. Si les chercheurs ont maintenu la cadence d'une douzaine de nouveaux gènes par semaine, on doit aujourd'hui avoir cartographié 2 300 gènes humains – sans compter plusieurs milliers de morceaux d'ADN (acide désoxyribonucléique) « significatifs ». Et tout laisse croire, compte tenu de l'accélération prodigieuse des techniques et des efforts, qu'on aura localisé les 50 000 à 100 000 gènes qui forment notre bagage génétique d'ici l'année 2005, dans moins de quinze ans !

LES MÉDIAS NE SONT PAS (ENCORE) AU RENDEZ-VOUS

Alors pourquoi ce silence des médias ? Sans tomber dans l'auto-flagellation mais au risque de sombrer dans les lieux communs, je rappellerai d'abord que, dans les médias, nous sommes scientifiquement incultes. Écrivains inavoués, politiciens aux mains éternellement propres, athlètes du micro et du crayon, nous sommes tout, sauf gourmands de la chose scientifique ou même seulement perméables à l'esprit de la science. J'exagère, mais à peine : il n'y a pas 25 journalistes qui « couvrent » la science et la médecine à temps plein au Québec ; et excepté quelques pages et émissions spécialisées, l'information scientifique est, règle générale, absente ou traitée en parent pauvre par nos médias.

Il faut également reconnaître, à la décharge des médias cette fois, que la génétique de pointe en général, et le travail sur le génome humain en particulier, sont des sujets passablement durs à avaler. Un « RFLP » (c'est déjà toute une acrobatie que de savoir que cet acronyme se prononce « riflip »), une « marche » sur le chromosome, un « locus », le « polymorphisme » : avouons que pour le profane, ce vocabulaire spécialisé est au moins aussi déroutant que le langage du base-ball pour un non-Nord-Américain moyen... D'autant plus – et les scientifiques doivent le savoir quand ils s'adressent à des journalistes – que même les notions de base de la génétique (le chromosome, le gène, le quasi-dogme « un gène, une protéine », etc.) sont la plupart du temps absentes de la culture générale des citoyens et des journalistes d'aujourd'hui.

Une autre explication du silence des médias sur le projet Génome humain, c'est l'aspect fiction de cette science qui n'est pas encore véritablement sortie des laboratoires. Bien sûr, la découverte de certains gènes « à intérêt médical » fait parfois la manchette, comme ce fut le cas avec le gène de la fibrose kystique. Bien sûr, certaines curiosités piquent l'intérêt des médias, comme ces quelques gènes de l'odorat récemment découverts et qui ont donné à nos quotidiens, l'espace d'un matin, un discret parfum de science. Mais en général, ces nouvelles ne sont pas mises en perspective, ne montrent pas à quel point ces découvertes font partie d'un vaste effort international qui vise à repousser les limites du savoir et du pouvoir humains sur l'humain.

En général, donc, ces nouvelles sont présentées bien plus comme des anecdotes que sous la forme d'informations porteuses de sens, de faits révélateurs de tendances lourdes, bref, d'événements susceptibles de changer en profondeur nos sociétés.

LE PREMIER DEVOIR DES MÉDIAS : INFORMER

Cela dit, quel rôle les médias peuvent-ils jouer dans la venue et la tenue d'un débat public sur la cartographie et le séquençage du génome humain ? Ou plutôt, comment doivent-ils tenir le rôle essentiel qui est le leur, puisque sans eux, il n'y aurait pas de débat véritablement public ?

Leur première tâche, je dirais même leur premier devoir, c'est d'informer, de donner à leurs publics respectifs les éléments factuels du dossier. Qu'est-ce qu'un gène ? Qu'est-ce qu'un chromosome ? Qu'est-ce qu'une caractéristique physique ou une maladie héréditaires ? Pourquoi et comment cherche-t-on à dresser la carte de tous nos gènes ? Quelles informations fondamentales et quelles applications tirera-t-on de ce coûteux exercice ? Ces quelques questions donnent une idée de l'ampleur du travail d'information qui attend les médias. Mais elles nous font aussi prendre conscience que les médias ne pourront sans doute pas tout faire : ils ne peuvent et ne veulent remplacer l'école, qui devrait avoir fait son bout de chemin dans la formation générale – ce qui inclut la science – des futurs consommateurs d'information.

Sans donc « faire l'école » ni « jouer au professeur », le journaliste devra prendre son bâton de vulgarisateur pour donner non pas à voir, mais à comprendre, pour décrire, expliquer, raconter ce qui se passe et se trame à la paillasse et sur les claviers d'ordinateurs des laboratoires de recherche. Et il devra le faire en évitant deux écueils : celui de l'émerveillement naïf et inconditionnel, et celui de la crainte irrationnelle.

Jouer la carte du merveilleux scientifique, comme on l'a fait par exemple pendant les quelques années qui ont suivi la naissance du premier bébé-éprouvette en 1978, c'est tomber dans le scientisme, dans le triomphalisme technologique. C'est donner carte blanche à la science et au système qui la produit, l'oriente et, ultimement, la commercialise. C'est, surtout, remettre entre les mains de ceux qui savent, les « savants » comme on disait autrefois, le pouvoir de décider ce qui est bon et bien pour ceux qui ne savent pas. Or, l'expérience a montré et continue de montrer que la conscience ne jaillit pas spontanément de la science. Et qu'il y a toujours un risque à laisser la bride sur le cou des scientifiques, parce que ces chevaux-là courent vite et dans toutes les directions – surtout que, toute référence à la génétique mise à part, la plupart galopent de nos jours comme de véritables pur-sang.

L'autre écueil qui guette les médias est celui de la crainte irrationnelle. Dites le mot « génétique », et on vous répond à tout coup « manipulation ». Comme on répond « pollution » au mot « chimie ». « Bombe » ou « cancer » au mot « nucléaire ». Après les déconvenues des années soixante-dix – après, en gros, qu'on se soit rendu compte que la science ne réglerait pas tous les problèmes de l'espèce humaine et de la planète Terre en deux temps, trois mouvements –, on est entré dans une ère de méfiance à l'endroit de la science et de la technologie. Un certain discours « vert », par exemple, s'appuie sur cette méfiance, sur ces vieux réflexes anti-science qui restent solidement ancrés dans nos sociétés pourtant profondément imprégnées de science et de technologie. Inutile de préciser que l'exploration du bagage génétique humain et les possibilités d'intervention qui en découlent peuvent facilement servir à « faire peur au monde » : même s'il appartient au domaine de la science-fiction, le spectre du clonage et du *Meilleur des mondes* reste un épouvantail qu'on peut agiter avec beaucoup d'efficacité.

C'est donc entre ces deux extrêmes, la confiance et la méfiance inconditionnelles, que les journalistes doivent naviguer. Ce qui implique, de la part des scientifiques, des attitudes qu'ils n'ont pas toujours, ou pas spontanément en tout cas. Les scientifiques doivent par exemple admettre que la vérité ne réside pas tout entière dans leurs seules éprouvettes. Que ce qui se passe entre les quatre murs souvent sans fenêtres de leurs laboratoires n'épuise pas la réalité du vaste monde. Que des profanes ont le droit de les questionner, et que ces questions, pour être pertinentes, peuvent et doivent être parfois impertinentes.

Il est sûr qu'un livre comme celui-ci, édité par un philosophe *et* par un scientifique, montre que les temps et le ton changent dans les laboratoires. Qu'il y a, comme on dit, une « prise de conscience » chez les scientifiques dont plusieurs se sont engagés ou vont s'engager dans ce Mouvement universel de la responsabilité scientifique qui inspire en partie ce volume. Mais il est sûr aussi que le gros bulldozer de la science avance envers et contre tout, mû par son seul moteur, par sa seule logique qui est, justement, d'avancer.

LES MÉDIAS PEUVENT-ILS LANCER LE DÉBAT PUBLIC ?

Nous parlions information. Nous voici déjà parlant débat. L'un et l'autre, de fait, ne se distinguent que pour la commodité – quoique les médias tiennent souvent à faire cette distinction et ne tiennent pas à lancer, à créer les débats publics.

Cette première remarque me porte à penser qu'il y aura débat public sur la cartographie et le séquençage du génome humain si, en dehors des médias, des organismes et des individus prennent l'initiative de lancer et d'alimenter la discussion. On a vu comment le refus d'un biologiste français d'aller trop loin en matière de bébés-éprouvettes a mis le problème sur la place publique. On a aussi vu, au Québec, comment l'intervention du Conseil du statut de la femme sur les nouvelles technologies de la reproduction a pu nourrir la discussion sur cette question. Le Conseil, c'est vrai, n'a pas à proprement parler lancé le débat, mais il lui a donné, si je puis me permettre, du corps.

En fait, la question qui nous préoccupe est un beau cas d'EST, d'évaluation sociale des technologies. Cette nouvelle discipline universitaire a commencé de faire ses preuves dans les domaines de l'environnement, de la production et de la consommation d'énergie, des technologies de la reproduction, des évaluations coûts-bénéfices de certaines procédures médicales (curatives aussi bien que préventives), de l'informatisation du travail, de la protection de la vie privée dans des sociétés de plus en plus sophistiquées techniquement parlant. L'EST, avec ses outils, ses méthodes, ses moyens, devrait donc s'attaquer aussi à ce vaste dossier du génome humain et à ses retombées possibles – souhaitables ou à redouter.

Mais loin de moi d'idée de mettre toute la responsabilité du débat sur les épaules des seuls universitaires voués à la réflexion sur la science et la société. Les milieux scientifiques devraient ouvrir leur jeu, chercher à parler au public, rencontrer la presse, et pas seulement la presse spécialisée. Certaines associations et sociétés médicales (du cœur, du cancer) ont pris l'habitude d'organiser des séminaires à l'intention des médias, des rencontres de travail qui durent une ou deux journées, plus longtemps donc que les conférences de presse centrées sur l'annonce d'une nouvelle. Quelle association, société ou organisme de recherche voudra bien organiser de tels séminaires ? Une université, un centre de recherche, un conseil de recherches ? La réponse n'appartient pas aux médias.

Ce qui appartient aux médias, cependant, c'est de s'intéresser au dossier, de le « couvrir » comme on dit dans le jargon du métier. J'ai dit il y a un instant que les médias ne sont pas spontanément enclins à lancer ce genre de débats. Mais je crois aussi qu'ils ont une responsabilité sociale de suivre, ou mieux de précéder les grandes questions qui se posent ou se poseront aux gens qu'ils desservent – et nul doute que la génétique moderne est une de ces grandes questions.

Je suis persuadé, donc, que les médias devraient et pourraient aller de l'avant sur le sujet qui nous occupe. Et que les journalistes devraient et pourraient pousser un peu à la roue si le chariot de leur journal ou de leur station est lent à démarrer. Après tout, il y a plusieurs bons sujets à sortir dans ce domaine, notamment en génétique médicale – et il n'est pas impossible de « vendre » un bon sujet à un rédacteur en chef, si imbu soit-il de belles-lettres et de science politique !

Mais, connaissant les médias et les journalistes, je peux quand même vous dire, à vous les scientifiques, les éthiciens, les juristes, les philosophes intéressés à ce débat, je peux vous dire que rien n'aide tant l'initiative des journalistes que l'initiative des non-journalistes. Nous aimons être les premiers à parler d'un sujet, mais nous ne pensons malheureusement pas toujours à le faire...

**Bruno Leclerc, Marcel J. Mélançon,
Richard Gagné, Suzanne Nootens**

10 *Espoirs, risques et responsabilités*

Le Projet de cartographie et de séquençage du génome humain (HUGO) constitue une systématisation, une accélération et une concentration des efforts de recherche sur le génome humain. Son but est d'arriver le plus rapidement et le plus directement possible à un résultat auquel on serait parvenu de manière indirecte, partielle et progressive à travers des recherches diverses, en particulier sur les maladies héréditaires somatiques et psychiques.

Parce qu'il est « spectaculaire » et de grande envergure, le projet de séquençage suscite un vif débat quant aux applications positives et négatives qui peuvent en découler.

Or, indépendamment du projet de séquençage, les recherches sur l'origine génétique des maladies somatiques et psychiques sont en marche, le dépistage à l'aide des marqueurs génétiques aussi, et la thérapie génique est à l'essai. Quant au diagnostic prénatal, il est pratique courante. Nous devons déjà réfléchir à l'encadrement éthique, juridique et politique de ces recherches et de leurs applications. Le projet de séquençage vient seulement « dramatiser » le problème, en ce sens que les connaissances acquises permettront d'accélérer l'avènement des techniques d'intervention sur le génome humain. Mais il ne crée pas les dilemmes éthiques et juridiques liés à la gestion du patrimoine génétique des individus, des populations et de l'espèce.

Notre propos part de cette constatation et propose trois pistes de réflexion : les risques liés au dépistage génétique systématique, la nécessité d'une conception ouverte de l'humain et la responsabilité des scientifiques.

LES RISQUES LIÉS AU DÉPISTAGE SYSTÉMATIQUE

Beaucoup désignent la relance de l'eugénisme comme le risque majeur lié aux applications éventuelles des connaissances nouvelles sur le génome humain. Ce « nouvel eugénisme » serait facilité par le développement et l'extension des techniques de dépistage et de diagnostic génétiques.

Nous pensons que s'il y a un risque eugénique, il tient à la généralisation ou à la systématisation du dépistage ou du diagnostic génétiques. Par systématisation, nous entendons toute forme de contrôle du dépistage ou du diagnostic génétiques par l'État ou par des entreprises privées, y compris les compagnies d'assurances. Le terme « contrôle » signifie un « pouvoir d'intervention » pour forcer directement ou indirectement un dépistage ou un diagnostic, ou pour en utiliser les résultats.

Par ailleurs, nous croyons que si une relance de l'eugénisme devait avoir lieu dans les pays industrialisés, elle prendrait une forme différente de l'eugénisme de masse tel qu'il a été pratiqué du début du siècle jusqu'à la fin de la Deuxième Guerre mondiale. Le nouvel eugénisme se développerait sous la forme du recours individuel au dépistage ou au diagnostic génétiques.

Ainsi, les individus pourraient être amenés à faire établir leur « carte génétique » ou celle de leurs enfants pour bénéficier d'une réduction de prime d'assurance, pour obtenir un emploi, pour maintenir ou améliorer leur qualité de vie, pour se conformer aux pressions de leur entourage sociofamilial. Bref, la tendance eugéniste serait la résultante d'un ensemble de comportements individuels apparemment laissés au libre choix des personnes, mais soumis de fait à un réseau de contrôles souples, différents des contrôles de type disciplinaire. Cette forme d'eugénisme pourrait s'avérer plus insidieuse parce qu'elle ne serait pas motivée, en apparence, par des attitudes de discrimination ou d'exclusion liées à la race, aux handicaps physiques ou aux anomalies génétiques.

Il importe de bien délimiter le champ des notions utilisées : quand nous parlons d'une manifestation individuelle de l'eugénisme, nous ne désignons pas les pratiques de la génétique médicale qui ont pour but de prévenir la naissance d'enfants atteints d'affections génétiques fatales ou très gravement débilitantes. Les femmes ou les couples qui ont recours au diagnostic prénatal (ou éventuellement à la thérapie génique) pour ces motifs n'agissent pas dans une intention eugénique, et n'obéissent pas à des pressions eugénistes externes. Ils prennent les moyens de prévenir ou de guérir, ils cherchent à mener à terme un projet d'enfantement qui ait un sens à leurs yeux.

Nous appliquons le terme d'« eugénisme » aux cas de dépistage, de diagnostic ou d'intervention sur le génome humain qui sont accomplis pour des motifs de convenance, par opposition aux interventions thérapeutiques. Parmi les interventions de convenance, mentionnons notamment la manipulation du génome en vue d'améliorer les performances physiques ou le diagnostic précoce du sexe dans l'intention d'empêcher la venue d'un enfant sain, mais du sexe qui ne conviendrait pas au désir parental.

Il est clair que le projet de séquençage va multiplier les dilemmes liés à cette distinction entre le critère thérapeutique et le critère de convenance. Une des retombées de ce projet sera la connaissance accrue des gènes de susceptibilité, des tendances à développer telle ou telle maladie, telle qualité physique, tel type de comportement, etc. Pour ne citer qu'une question problématique : devra-t-on classer une prédisposition génétique à l'hypertension artérielle comme un risque thérapeutique légitimant le diagnostic prénatal suivi d'interruption volontaire de grossesse ?

On le voit bien, la tâche de départager les interventions de la génétique médicale selon les critères du thérapeutique et la convenance sera très ardue. Les pessimistes, invoquant la confusion qui règne actuellement autour de la définition des termes « santé » et « thérapie », comme en témoignent les débats autour de l'avortement, pensent que la tâche est impossible et qu'il faut suspendre ou interdire toute recherche sur le génome humain.

D'autres pensent qu'il faut tenter d'encadrer juridiquement et éthiquement les nouvelles techniques de la génétique médicale, quitte à les interdire si des abus sont commis. Le défi que rencontrent les spécialistes et les institutions juridiques, éthiques et politiques est complexe. La limitation du dépistage, du diagnostic et de la thérapie génétiques au domaine du thérapeutique ne se fera pas sans qu'un consensus soit atteint sur certaines balises fondamentales.

Nous proposons une première balise qui serait de nature à délimiter l'usage des nouvelles techniques de la génétique médicale, sans en freiner indûment le développement : le maintien de la relation à deux acteurs, de patient à médecin. Nous croyons que la relation de personne à personne, placée sous le sceau de la décision partagée et de la confidentialité, représente encore la meilleure garantie de protection des droits individuels. Cette protection sera assurée à la condition que les maladies ou les anomalies génétiques ne fassent pas partie des diagnostics à déclaration obligatoire et que l'information génétique nominale demeure privée, confidentielle, et à l'abri de tout stockage dans des banques de données centralisées. C'est à la personne traitée de prendre la responsabilité d'interrompre une grossesse, de commencer une thérapie ou d'intervenir auprès des membres à risque de sa famille.

Nous privilégions ainsi les processus éducatifs et le respect intégral des libertés fondamentales en matière d'épidémiologie génétique. La suspension par l'État des droits et libertés de la personne ne se justifie qu'en cas de danger grave et imminent pour la santé publique, de risque épidémiologique majeur. À notre avis, la santé génétique de la population ne peut être évaluée dans les termes de l'épidémiologie des maladies infectieuses. Et l'on ne peut concevoir la détection, la prévention et le traitement des maladies d'origine génétique de la même manière qu'on aborde le choléra ou le sida. Nous croyons que l'éducation peut suffire à rendre les individus conscients des enjeux liés à la transmission des anomalies génétiques définies au sens thérapeutique. Nous croyons que leurs choix procréatifs doivent être respectés.

Cela dit, il faut prendre en considération la dimension proprement économique de la génétique médicale : on peut supposer que les techniques de diagnostic et de thérapie génétiques permettront d'importantes économies. En comparaison avec les sommes colossales investies dans la recherche et le traitement des cancers, des diabètes, de la maladie d'Alzheimer et des affections cardio-vasculaires, les techniques génétiques viendraient réduire les coûts des soins de santé, non seulement pour ce qui est de la prévention des naissances à risque, mais aussi quant au coût global des traitements et du suivi. On peut donc prévoir de fortes pressions des gestionnaires des systèmes de santé privés et publics pour le recours aux techniques de pointe en matière de génétique humaine.

Les choix individuels doivent donc s'exercer à l'intérieur des limites éthiques et juridiques socialement nécessaires. Nous pensons ici à la protection des informations génétiques personnelles et à l'interdiction de toute intervention génétique pour des motifs de convenance. De telles normes éthiques et juridiques auraient un double effet : d'abord, elles mettraient un frein aux velléités individuelles ou sociales d'eugénisme et de discrimination génétique. Ensuite, elles compliqueraient singulièrement l'extension et l'action des mécanismes de contrôle souples que nous évoquions précédemment, puisque les décisions individuelles s'exerceraient à l'intérieur d'un cadre normatif bien délimité.

En dernière analyse, notre capacité à encadrer le dépistage et le diagnostic génétiques tiendra aux valeurs et aux principes juridiques sur lesquels nous pourrons faire consensus. Et le consensus sur les valeurs reposera à son tour sur une représentation de l'humain à la fois crédible et ouverte à la complexité. Cela amène le second axe de notre réflexion.

POUR UNE CONCEPTION OUVERTE DE L'HUMAIN

Notre capacité à gérer de manière éthiquement et socialement acceptable les risques et les avantages du projet de séquençage du génome humain, de même que les progrès déjà réalisés par la génétique médicale, dépend de notre capacité à concevoir l'être humain dans toute sa complexité et son originalité. On pourrait formuler l'équation suivante : la richesse et l'ouverture de la représentation de l'humain est garante des valeurs de liberté individuelle et de justice sociale. L'équation négative vaut aussi.

Reprenons les deux termes de l'équation dans la perspective du projet de séquençage. Si nous sommes porteurs d'une conception réductionniste de l'humain (dans la ligne des sociobiologistes qui réduisent la personne à n'être qu'un simple « vecteur de gènes », par exemple), nous risquons d'orienter la recherche en génétique humaine sur une voie dangereuse. Ainsi, ceux qui perçoivent l'intelligence humaine comme un simple produit d'un ensemble de gènes spécifiques ignorent la complexité du lien entre pensée et langage et l'apport de l'environnement humain dans le développement des capacités d'apprentissage.

Cette vision ouvre la porte à la sélection des sujets les plus « doués génétiquement » pour l'apprentissage, sur la base d'un éventuel réseau de « marqueurs d'intelligence ». Nous voyons ici se profiler un risque majeur dans l'application des connaissances issues du projet de cartographie du génome : celui de procéder au diagnostic et au dépistage génétiques non seulement pour des raisons de convenance, mais, de surcroît, sur la base de connaissances partielles, approximatives et, même, sur la base de données erronées.

Pour prévenir les effets désastreux de telles pratiques sur le plan des droits individuels et de l'équité sociale, il faut enraciner la justification des recherches en génétique humaine dans une représentation de l'humain qui rende justice à son originalité, sa fragilité, sa complexité, sa créativité, sa socialité et son interdépendance écologique. Une représentation qui ne réduise pas l'essence de l'humain au biologique. En ce sens, une certaine présentation triomphaliste du projet de séquençage du génome humain (qui parle de détenir le « secret » de l'intelligence, de l'affectivité ou du comportement humains, par exemple) contribue involontairement à diffuser une vision réductionniste de l'humain.

Afin de situer la réflexion éthique sur la recherche en génétique humaine dans une représentation ouverte de l'humain, nous avançons le concept de solidarité génétique. Ce concept propose, dans un premier temps, de reconnaître a priori que tous les humains sont porteurs de gènes récessifs ou de gènes de susceptibilité, que personne ne peut être qualifié de génétiquement sain ou de génétiquement déficient, que nous partageons tous un patrimoine génétique imparfait. Bref, que nous sommes génétiquement solidaires dans l'imperfection.

Dans un deuxième temps, le concept de solidarité biologique appelle celui de solidarité sociale : dès que l'on constate que les maladies les plus répandues et les plus coûteuses économiquement (le cancer et les affections cardio-vasculaires, notamment) peuvent être liées à des facteurs génétiques, la tendance à la discrimination des porteurs de déficits génétiques devient sans objet, puisque tous et toutes deviennent sujets potentiels de discrimination.

Le concept de solidarité génétique fournit en troisième lieu un critère solide de jugement éthique quand vient le temps de départager les interventions en génétique médicale selon les critères du thérapeutique ou de la convenance. La santé génétique d'un enfant à naître, qui n'est pas atteint d'une anomalie causant une maladie infantile fatale ou gravement débilitante, devient comparable à celle de tout autre individu actuellement vivant. Il en va de même pour l'assurabilité : en quoi une personne atteinte d'hypercholestérolémie est-elle plus ou moins à risque qu'une personne porteuse de la chorée de Huntington ou une autre manifestant un gène prédisposant au diabète ou à tel type de cancer ?

Enfin, nous croyons qu'il est préférable de décrire les relations qui unissent les membres de la communauté sur le plan génétique en termes de solidarité génétique plutôt que de patrimoine génétique commun. Cette dernière notion se retrouve chez les auteurs qui soutiennent l'idée d'une responsabilité génétique de l'individu envers la famille, la société et même l'espèce, et qui défendent que certaines obligations pèsent sur les plans juridique et moral quant au dépistage et au traitement de ses anomalies génétiques et quant à ses choix procréatifs. La notion de patrimoine commun établit en quelque sorte une continuité entre les génomes individuels, comme si chaque individu était « dépositaire » d'une infime portion d'un génome unique du groupe ou de la fratrie.

À l'inverse, l'idée de solidarité génétique prend appui sur l'unicité du génome individuel, perçu comme substrat biologique de l'individualité, d'où son inviolabilité. Tout comme la règle de l'intégrité corporelle, celle de l'intégrité génétique ne peut être transgressée qu'avec le consentement du sujet et pour des motifs thérapeutiques, donc dans l'intérêt du sujet lui-même. L'autonomie de la personne dans ses choix procréatifs nous paraît essentielle dans une société libre et démocratique, dans une perspective d'éducation à la responsabilité face à la transmission de maladies génétiques graves.

La personne humaine dans sa totalité, ses organes, ses produits corporels et son bagage génétique, n'appartient à personne d'autre qu'à elle-même. L'information sur sa santé et son génome fait partie de sa vie privée et ne peut être divulguée ou stockée sans son consentement. Tous les individus doivent être égaux en droit quant à leurs gènes. C'est sur ces principes éthiques que doit être construite la solidarité dans la recherche de solutions aux maladies d'origine génétique. On peut penser que le développement des connaissances en génétique humaine, notamment grâce au projet de séquençage, viendra étayer le concept de solidarité génétique en révélant les anomalies qui affectent le génome humain. Dans cette perspective, la perception sociale des anomalies génétiques devrait connaître la même évolution que la réaction populaire face aux grandes épidémies : les premiers gestes d'exclusion font place progressivement à une attitude de solidarité quand il devient évident que tous peuvent être potentiellement atteints et que la collaboration et le soutien mutuel sont nécessaires pour agir efficacement.

On peut encore établir un parallèle avec l'histoire des idéologies racistes. L'argumentation fondée sur l'inégalité naturelle ou innée des races, d'abord liée au concept de pureté du sang, puis au concept de pureté génétique, a été battue en brèche par les recherches récentes qui remettent en question le concept même de race pure, dont l'utilisation idéologique paraît maintenant caduque. Ainsi, des études plus approfondies du génome humain devraient permettre de remettre en cause les notions de tares héréditaires ou à l'inverse de supériorité génétique, et ainsi priver les discours eugénistes potentiels du fondement scientifique auquel ils pourraient prétendre. Ainsi, la « normale » pourrait bien se définir par la présence d'un nombre variable d'« anomalies ».

Par contre, il est clair que le progrès des connaissances scientifiques en matière de races humaines n'a pas fait cesser le racisme ; la recrudescence du racisme dans les sociétés occidentales porte même à croire que la culture scientifique a bien peu de prise sur les mentalités et les attitudes de l'ensemble de la population, dont les valeurs et les comportements obéissent à des déterminations beaucoup plus concrètes, d'ordre socio-économique notamment. La même situation pourrait aussi bien se reproduire en matière d'eugénisme. Conséquemment, nous ne pouvons faire l'économie d'une évaluation éthique et juridique des progrès de la génétique humaine, et l'un des points centraux de cette évaluation touche à la responsabilité des scientifiques.

LA RESPONSABILITÉ SOCIALE DE LA COMMUNAUTÉ SCIENTIFIQUE

D'entrée de jeu, nous n'acceptons pas la thèse courante de la neutralité et de l'instrumentalité de la science selon laquelle la recherche scientifique et le développement technologique seraient de simples outils aux mains des décideurs économiques et politiques qui assumeraient seuls toute la responsabilité des conséquences négatives du progrès techno-scientifique. On peut au contraire soutenir que la recherche scientifique et le développement technologique constituent un véritable pouvoir agissant au cœur même de la dynamique sociale, économique, culturelle et politique des sociétés industrielles occidentales. Les détenteurs de ce pouvoir doivent en prendre conscience et en rendre compte devant l'opinion publique : ils doivent assumer leur part de responsabilité.

Une première responsabilité leur incombe : en tant que citoyens d'une société démocratique, ils partagent avec tous les autres acteurs sociaux le devoir moral de l'engagement sociopolitique, particulièrement lorsque le sort des générations futures est directement en jeu. Deuxièmement, en tant que détenteurs d'un pouvoir déterminant quant à l'élaboration des savoirs et des moyens d'action, donc en tant qu'acteurs principaux, ils ont le devoir moral d'informer le public sur les projets de recherche fondamentale et appliquée. On s'attend donc à une participation active de la communauté scientifique et médicale à des débats publics préalables à la mise en marche des projets. On s'attend aussi à ce que la discussion porte sur les enjeux éthiques du progrès techno-scientifique, donc ses conséquences sur la qualité de vie, les liens de socialité, le respect des droits et libertés et le sort des générations futures.

Le devoir d'informer suppose donc un engagement plus fondamental : celui du partage du pouvoir. En soumettant la recherche scientifique et technologique au débat public, on accepte que le pouvoir que l'on détient soit amené et maintenu sous contrôle des institutions démocratiques.

Une objection souvent avancée à cette démocratisation des décisions veut que les progrès des connaissances fondamentales risqueraient d'être sérieusement handicapés ou indûment retardés. On fait valoir que les craintes du public face au changement sont souvent irrationnelles et non fondées, et que l'on doit des découvertes majeures à l'entêtement de chercheurs qui ont œuvré dans la réprobation générale et à l'encontre des schèmes culturels de leur époque. On peut contourner cette difficulté majeure liée à l'approbation sociale de la recherche scientifique. Il faut d'abord reconnaître que les craintes du public quant aux retombées négatives de la recherche sont alimentées par des exemples historiques ou actuels d'atteintes aux droits de la personne, de crimes contre l'humanité ou de destructions de l'environnement accomplies au nom ou sous l'alibi du progrès scientifique ou technologique. Sans parler des fraudes scientifiques retentissantes et des manquements graves à l'éthique de l'expérimentation sur les sujets humains, qui font la manchette de l'actualité.

Nous croyons que l'approbation sociale de la recherche scientifique dépend de deux facteurs : d'abord la crédibilité des mécanismes de sécurité, donc de leur force réelle d'encadrement. On pense ici aux lois spécifiques, aux codes de déontologie, aux lignes directrices des organismes subventionnaires et des conseils de recherche, etc. Ensuite, la capacité de la communauté scientifique et médicale à s'autodiscipliner, à prendre des positions éthiques et sociales précises et connues de tous, par l'entremise des corporations, associations ou groupes professionnels, et à traduire ces positions en termes déontologiques.

Dans le domaine qui nous occupe aujourd'hui, la communauté des chercheurs en génétique humaine devrait clairement énoncer les principes qu'elle défend à l'égard de la protection du génome humain, à la confidentialité des renseignements génétiques, à la démarcation entre les motifs thérapeutiques et de convenance en matière de dépistage et de thérapie géniques, aux limites à poser au pouvoir d'intervention de l'État en matière de procréation humaine, etc. En dernière analyse, il est demandé à la communauté scientifique et médicale de se prononcer sur les rapports qu'elle entretient avec les personnes individuelles, la société, l'État et l'environnement naturel, en fonction d'une conception ouverte de l'humain.

En raison des enjeux capitaux des recherches en génétique humaine, les médecins et les scientifiques sont désormais appelés à prendre le risque de l'engagement démocratique et social, c'est-à-dire à prendre le risque professionnel de lier le progrès des sciences et des techniques aux impératifs du progrès moral et social tel qu'il se définit de manière toujours actuelle et inachevée dans l'interaction des acteurs sociaux. De fait, nous sommes tous conviés à relever le défi de la réflexion éthique.

Références bibliographiques

DELEUZE, Gilles. « Contrôle et devenir » et « Post-scriptum sur les sociétés de contrôle », Paris, Les Éditions de Minuit, 1990, p. 229-247.

FOUCAULT, Michel. « Faire vivre et laisser mourir : la naissance du racisme », *Les Temps modernes*, vol. 535, 1991, p. 37-61.

FRIEDMAN, Theodore. « The Human Genome Project – Some Implications of Extensive « Reverse Genetic » Medicine », *American Journal of Human Genetics*, vol. 46, 1990, p. 407-414.

JORDAN, Bertrand. « Les cartes du génome humain », *La Recherche*, vol. 20, n° 216, 1989, p. 1486-1494.

McKUSICK, Victor A. « Mapping and Sequencing the Human Genome », *The New England Journal of Medicine*, vol. 320, n° 14, 1989, p. 910-915.

SUZANNE, Charles (dir.). *Les manipulations génétiques. Jusqu'où aller ?*, Bruxelles, Éditions De Boeck-Wesmael, 1990.

U.S. CONGRESS, OFFICE OF TECHNOLOGY ASSESSMENT. *Mapping our genes : genome projects : how big, how fast ?*, Washington, D.C., Government Printing Office, 1988.

WEINBERG, Robert A. « The Dark Side of the Genome », *Technology Review*, vol. 94, n° 3, 1991, p. 45-51.

11   *Les hiérarchies de la responsabilité scientifique*

LA RESPONSABILITÉ DES SAVANTS

D'abord un aveu qui n'étonnera pas ceux qui m'ont déjà entendu parler sur les sujets que je vais aborder aujourd'hui. Dès que je commence à réfléchir sur l'action des biocrates, une colère incontrôlable se met à gronder en moi. Que voulez-vous, je n'y peux rien, en tant que citoyen, en tant qu'être libre et responsable, j'ai horreur d'être placé devant des faits accomplis en ce qui a trait aux choses essentielles de la vie. Or les progrès de la science sont tels, surtout en génétique et en embryologie, que j'éprouve ce sentiment d'horreur tous les jours.

J'ai eu beau me prêcher à moi-même l'équanimité, me répéter : tu parleras devant des savants, tu parleras devant des savants, tu parleras devant des savants, je ne suis pas parvenu à me défaire de toutes mes mauvaises humeurs ; je vous promets cependant qu'il n'en restera plus aucune trace après le premier tiers de mon exposé.

Il est tard. Vos responsabilités scientifiques se font de plus en plus lourdes sur vos épaules. Je crains de ne pas pouvoir susciter chez vous l'attention dont vous auriez besoin pour entrer joyeusement dans le raisonnement que j'aimerais vous proposer.

Je vous livre donc d'abord ma conclusion. Vous pourrez ainsi me fausser compagnie avec la consolation d'avoir retenu au moins une idée parmi toutes celles que j'entends développer devant vous, avec ou sans votre attention.

« L'heure est venue de transformer le monde, on l'a suffisamment interprété », disait Marx. Eh bien ! l'heure est revenue d'interpréter le monde, car à force de se limiter à le transformer, on ne sait plus quelle forme lui donner. Seule une interprétation universelle commune pourra donner un sens à notre action sur lui.

Telle est ma conclusion. Mais plutôt que de vous y conduire par un chemin droit, par un chemin de ligne, comme on dit encore dans la campagne québécoise, je vais tenter de vous y amener par une série de tableaux et de portraits. Chacune de ces étapes constituera un tout en elle-même.

J'avais pris l'engagement de traiter des hiérarchies de la responsabilité scientifique. Je m'efforcerai de faire correspondre chacun de mes tableaux à un niveau de responsabilité scientifique.

PREMIER TABLEAU

Celui du docteur Eugene Pergament de la Northwestern University. À l'été 1991, ce chercheur a mis à profit une nouvelle technique de repérage des gènes, le Polymerase Chain Reaction (PCR), pour pratiquer avec succès une thérapie génique sur un embryon humain. Un jour prochain on soutiendra que cette opération est la meilleure façon d'éviter l'épreuve de l'avortement sans renoncer aux avantages du dépistage génétique, et ainsi la fécondation *in vitro*, pour peu que son rendement s'améliore, deviendra la règle pour tous les couples portant des gènes douteux.

Le principal mérite du docteur Pergament, à mes yeux du moins, n'est pas d'avoir ouvert une porte dont tous ses collègues tâtaient la serrure ; c'est d'être entré dans le nouvel espace avec un enthousiasme candide qui témoigne chez lui d'un sens du progrès non déguisé et non divisé contre lui-même par je ne sais quelle nostalgie d'un monde plus naturel. « La technique PCR, s'est exclamé cet intrépide savant, nous donne enfin la possibilité d'utiliser la fécondation *in vitro* non pas seulement comme thérapie contre l'infertilité, mais comme traitement des maladies géniques. »

Voilà le but ! Nous y sommes enfin ! Que j'aime cette sincérité. Hier encore, pour se justifier devant une société qu'ils n'avaient jugé nécessaire de consulter, nos fécondeurs juraient leurs grands dieux que leur nouvelle méthode ne serait utilisée que pour traiter l'infertilité. Ils

mentaient effrontément car ils ne pouvaient pas ignorer le sens du prodigieux développement de la génétique.

Un article de *Discover* où l'on fait état des travaux de Eugene Pergament est coiffé d'un titre qui vaut mille commentaires : « *DNA Unli-
mited* » !

DEUXIÈME TABLEAU

Le second niveau de responsabilité est celui du docteur Jacques
Rioux, le père des premiers bébés-éprouvettes québécois. Je n'ai pas
choisi le docteur Rioux pour orner ce deuxième tableau parce qu'il est
un savant exceptionnel, mais plutôt parce qu'il est un chercheur
typique.

Typique en ce sens qu'il a la prudence de s'en remettre publiquement à un comité d'éthique, quitte, bien sûr, et il n'y a rien là que de très
normal, à exercer une influence déterminante sur le comité en question.

Toute limite à l'action humaine, tout sens, relève ultimement de
l'éthique. On ne risque pas de faire fausse route en choisissant cette voie,
mais encore faut-il que l'éthique soit elle-même soumise à l'éthique.

Car, entre nous, quel merveilleux alibi que l'éthique pour un chercheur qui s'est déjà engagé dans un processus irréversible à hauts risques
sociaux et qui n'a pas attendu pour agir ainsi une autorisation des pouvoirs
publics. C'est l'aventure à frais inégalement partagés. Toute la gloire pour
le savant, l'essentiel des risques pour la société !

Un grand rapport sera présenté. On sait d'avance qu'il ne fer-
mera aucune porte et ne condamnera aucun chercheur pour avoir placé
la société devant un fait accompli qu'elle n'aurait peut-être pas choisi si
les gens avaient eu voix au chapitre. Il aura la fadeur prudente de tout
consensus obtenu à partir des divers éléments de nos sociétés éclatées.
Cela aussi on le sait d'avance. On peut prévoir avec une quasi-certitude
qu'il comportera telle ou telle recommandation, car on connaît le prototype. Il y a un prototype dans tous les domaines. En ce qui a trait aux
nouvelles technologies de reproduction, c'est le rapport Warnock.

La mécanique de la recherche universitaire, avec ses références
obligées, transforme en dogme le premier rapport venu, simplement parce
qu'il est le premier et parce que tout le monde se fait un devoir de le citer.
Pour le cartésien qui vous parle, voici un troublant retour à l'argument
d'autorité. Le fondement ultime ici n'est ni la raison ni le fait, mais un
procédé qui ressemble plus à un sondage qu'à un exercice souverain de
la pensée. Dans le cas de la Grande Charte Warnock, on a poussé le respect de l'autorité jusqu'à transformer la ville où elle est parue (Londres)

en un lieu de pèlerinage pour éthiciens et, quelles que soient ses convictions protestantes, madame Warnock elle-même n'échappe pas aux prérogatives papales.

Il faut bien dire un mot des éthiciens ici. La philosophie et la théologie étaient tombées en discrédit dans nos universités, des postes étaient menacés, parfois même des départements au complet. Mais voilà qu'un appel au secours émane de cette science d'où venaient tous les maux. L'occasion est trop belle.

La vogue de l'éthique pose le problème de la subordination de la philosophie et de la théologie à la science. Eh oui ! même pour le philosophe et le théologien, l'indépendance totale à l'égard de ceux qu'on a le devoir de juger est hautement souhaitable.

On peut tirer de là quelques règles simples : que les responsabilités officielles confiées aux éthiciens soient inversement proportionnelles au degré de dépendance desdits éthiciens à l'égard du pouvoir scientifique, et en ce qui a trait à notre sujet à l'égard du pouvoir médical.

Je vais illustrer mon propos par un exemple qui ne gênera personne ici. Il y a quelques années, j'ai eu à m'occuper d'un dossier fort complexe dans le domaine de la médecine vétérinaire. Ce dossier comportait une dimension éthique. Nos adversaires étaient les compagnies pharmaceutiques qui voulaient qu'on retire du marché un produit à base d'ail qui nuisait à la vente d'antibiotiques. En conférence de presse, nous avons pu démontrer que tous les experts invités à témoigner contre nous recevaient chaque année d'importantes subventions de recherche d'une quelconque compagnie pharmaceutique. C'est ce qui nous a permis de gagner la première manche de la bataille.

Je ne vois pas pourquoi en matière de conflits d'intérêts on serait moins exigeants pour les éthiciens et les juristes que pour les autres experts. Ne vivons-nous pas dans une société qui force un ministre à démissionner parce qu'il a eu la naïveté de faire pression sur un juge pour une bonne cause dont ledit ministre ne pouvait tirer aucun profit ?

Voilà d'excellentes raisons de ne faire appel aux éthiciens qu'avec prudence. Il existe des raisons encore plus impérieuses de ne pas se précipiter vers eux. Ne serait-ce que pour assumer pleinement leurs responsabilités, les savants devraient se faire un devoir d'aller au bout des ressources de la science avant de s'en remettre aux éthiciens.

À partir de ce point précis, les choix ne relèvent plus du savant, mais de la société, laquelle bien entendu prendra conseil auprès des éthiciens ! Il y a quelque chose de suspect dans l'empressement avec lequel les savants s'en remettent ainsi à de plus sages qu'eux.

Pour ceux d'entre eux qui suivent encore la vieille maxime : « En cas de doute, va de l'avant », il y aurait peut-être plus de risque à tenter de s'entendre avec leurs collègues les plus rigoureux qu'à s'en remettre immédiatement à des profanes.

Nous sommes à l'âge de ce papillon de Jonathan Swift qui, battant de l'aile en Australie, modifiait le climat dans la Verte Érin. À la fine pointe de la physique, on observe des phénomènes semblables aujourd'hui. Un événement infinitésimal survenant à l'endroit approprié peut être l'élément déclencheur d'un ouragan qui détruira une ville trois mille kilomètres plus loin.

« Penser globalement, agir localement », disait René Dubos il y a vingt ans. On croyait cette invitation audacieuse. Elle paraît déjà timide. La science est de plus en plus perçue comme un outil de connaissance globale bien que, jusqu'à ce jour, seule une petite élite – surtout parmi les physiciens et les écologistes – ait pu s'élever à l'altitude requise pour voir les choses ainsi. La majorité des savants, surtout dans le domaine des nouvelles technologies de reproduction, continuent en effet de s'en tenir à l'approche réductrice.

À l'intérieur du monde scientifique, il y a néanmoins actuellement une scission profonde qu'on peut illustrer par une question de ce genre : peut-on dire que l'on connaît vraiment les chlorofluorocarbones quand on ignore leur action sur l'ozone ? Certains, ceux qui font partie de la petite élite qui s'efforce de penser globalement, répondent non aux questions de ce genre. La majorité répondent oui, en précisant que s'il avait fallu attendre d'avoir une connaissance complète des phénomènes pour agir sur eux, aucun progrès n'aurait été possible.

Il est évident qu'il n'y a de parfaitement adéquate que la connaissance totale et que, s'il avait fallu attendre cette connaissance pour agir sur la nature, on en serait encore à l'âge de pierre. Il est normal dans ces conditions que la balance du bon sens ait penché du côté de l'intervention rapide en l'absence de toute étude d'impact digne de ce nom.

C'est pourquoi le grand impératif dans l'ordre technique a toujours été : « En cas de doute, va de l'avant », du moins si la découverte est utile dans l'immédiat. Dans l'ordre moral, la grande maxime était au contraire : « En cas de doute, abstiens-toi ».

L'heure est venue – et c'est à la fine pointe de la science qu'on nous le dit – d'étendre dans l'ordre technique la maxime de l'ordre moral : « En cas de doute, abstiens-toi ». Répétons-le, la scission à l'intérieur de la science est un problème scientifique. C'est la science qui doit refaire elle-même son unité et c'est elle qui dispose des meilleurs instruments pour le faire.

Cela ne signifie pas que la société n'aura plus qu'à s'incliner devant les diktats de la science quand cette dernière aura refait son unité. On peut seulement en conclure qu'en première instance, c'est devant un tribunal composé de savants appartenant à la petite élite qu'on devrait traduire les savants demeurés insensibles aux conséquences globales de leurs actes.

À l'échelle internationale, on imagine assez bien un tribunal composé de Henri Atlan, David Suzuki, Jacques Testart, Hubert Reeves, Fritjof Capra, etc., devant lesquels comparaîtraient tous les pressés d'en arriver aux applications nouvelles.

À supposer qu'un tel tribunal donne son aval à toutes les pratiques actuelles en matière de nouvelles technologies de reproduction et de médecine génétique, une commission composée de citoyens ordinaires aurait certes beaucoup de difficultés à imposer un choix différent. Une chose essentielle aurait cependant été acquise : advenant des conséquences catastrophiques, la responsabilité des savants serait beaucoup plus grande que dans le cas où, au lieu de franchir une première étape entre eux, ils auraient tout de suite demandé l'aval des citoyens, comme ils le font actuellement.

TROISIÈME TABLEAU

Au centre de mon troisième tableau, je place Jacques Testard. Parce qu'il a osé provoquer un débat à l'intérieur du monde scientifique, parce qu'il a montré qu'il existait d'excellentes raisons purement scientifiques d'exiger un moratoire sur les nouvelles technologies de reproduction, et parce que, sachant l'importance du prestige de la science, il a eu le courage de mettre ce prestige dans l'autre plateau de la balance.

QUATRIÈME TABLEAU

Au cours des dernières décennies, d'éminents savants sont allés beaucoup plus loin que Jacques Testard dans la critique de la science dominante : Erwinn Chargaff par exemple, et en informatique, Joseph Weizenbaum. Je les place au centre de mon quatrième tableau.

Joseph Weizenbaum, l'auteur du premier programme interactif Elisa, nous a aussi donné récemment un bel exemple de liberté et de responsabilité. Apprenant que des psychiatres avaient l'intention de confier à son programme les examens de première ligne dans les hôpitaux psychiatriques, il a été saisi d'une frayeur sacrée qui l'a conduit de Harvard et de l'informatique vers la Californie et la philosophie. Il en est résulté un ouvrage remarquable, *Puissance de l'ordinateur et raison humaine*, où Weizenbaum s'étonne naïvement de ce que le pâle résidu de réalité transmis par l'ordinateur se substitue dans l'expérience quotidienne des gens au contact avec la réalité. À propos des grands systèmes de gestion informatisés, il a dit un jour : « Ces systèmes sont autonomes et irréversibles parce que impénétrables. À la question qui de l'homme ou de l'ordinateur est maître de l'autre, il faut répondre de plus en plus fréquemment l'ordinateur[1]. » Personne évidemment ne prend Weizenbaum au sérieux dans les grands congrès d'informatique où il est toujours invité à titre de génial marginal de service.

C'est ce processus de marginalisation de l'esprit critique qu'il faudrait analyser pour saisir l'importance et la nature précise du pouvoir de la science.

Erwinn Chargaff, à qui nous devons l'une des découvertes les plus importantes sur le chemin conduisant à la structure de l'ADN (acide désoxyribonucléique), est le vieillard terrible de la science. Il ne cesse de déplorer l'inculture et l'irresponsabilité de ses collègues qu'il estime responsables aussi bien de la bombe H que des diverses formes de pollution. Nous avons, dit-il, dépassé les limites de ce que la nature peut supporter. Il compare ensuite la dégradation de notre environnement et de nos sociétés à celle des macromolécules : « La dégradation d'une macromolécule ayant une structure spécifique complexe se fait normalement en un certain nombre d'étapes successives ; les changements, presque imperceptibles au début, se multiplient de façon cumulative, jusqu'à l'effondrement, qui devient manifeste avec une soudaineté presque explosive. » Selon Chargaff, nous en sommes au début de cette dernière étape.

Dans les milieux scientifiques américains, envers qui il est particulièrement sévère, plus personne ne le prend au sérieux. Cet ostracisme dont il est victime met deux problèmes majeurs en relief. Chargaff est encore animé par l'idéal des grands savants du XIXe siècle, pour qui la culture générale allait de soi. La culture générale est à ses yeux la première responsabilité du savant. Pour lui, la personne inculte est barbare et le savant inculte est doublement barbare parce qu'il a un pouvoir correspondant à son savoir spécialisé et non à sa culture.

---

1. *Manager Magazine*, juillet 1980.

Il reste quelques savants humanistes de par le vaste monde. Konrad Lorenz en était un. Voilà à mon avis un autre tribunal devant lequel les apprentis sorciers devraient comparaître.

Mais de Chargaff et de ses hautes exigences, retenons surtout une chose : la première responsabilité du savant est celle de tout homme devant les choses extérieures, être libre par rapport à elles. Cela signifie demeurer pauvre si l'on sait d'avance que pour devenir de plus en plus riche il faut s'asservir de plus en plus à un pouvoir. Le savant a le devoir d'être libre à l'égard de sa discipline et de son effet d'entraînement, comme Marc Aurèle ou Sénèque étaient libres à l'égard du pouvoir qu'ils exerçaient. Je ne dis pas que tous les grands savants devraient imiter Chargaff ou Weizenbaum, je dis cependant qu'on devrait sentir à leur contact qu'ils sont moralement, intérieurement capables de le faire. Le nombre des savants qui sont à l'emploi des armées dans le monde est à cet égard une indication terrifiante, qui justement terrifie Chargaff.

CINQUIÈME TABLEAU

Voici enfin le dernier et le plus important de mes tableaux au centre duquel se trouve René Dubos, à qui la revue *Scientific American*[2] vient de consacrer un article remarquable.

Je ne connais pas tous les savants contemporains de premier ordre, mais s'il en est un qui mérite d'être cité en exemple à tous les autres pour son sens des responsabilités en tant que savant et en tant qu'homme, c'est bien lui. J'ai eu le bonheur de le rencontrer à plusieurs reprises dans un cadre amical, d'entretenir une correspondance suivie avec lui. J'ajouterai donc un témoignage personnel à ce que l'histoire de la science nous apprend sur celui qui a découvert le premier antibiotique commercial.

Il aurait suffi à Dubos de se laisser entraîner par sa découverte de la gramicidine pour accéder à la gloire. Il a préféré tourner le dos à l'étiologie spécifique dont il venait de donner une éclatante illustration pour se consacrer à l'étude des facteurs environnementaux. Le père des antibiotiques est ainsi devenu le maître à penser d'Ivan Illich. Voici un savant responsable. La règle est simple au fond : savoir dire non mais après avoir dit oui. Oui, mais... C'est déjà la dialectique et le doute méthodique.

D'abord spécialiste de l'agriculture, Dubos a dès le début de sa carrière été fasciné par l'interaction entre les microorganismes présents

---

2. Carol Moberg et Zanvil A. Cohn, « René Jules Dubos », *Scientific American*, vol. 264, mai 1991.

dans le sol. C'est ce qui lui a permis de progresser si rapidement dans sa recherche sur les antibiotiques. La formule si heureuse dont il est l'auteur, « Penser globalement, agir localement », résume toute son œuvre.

Était-il d'abord philosophe, savant, poète même ? Vers la fin de sa vie surtout il prenait un malin plaisir à brouiller les frontières entre les pistes intellectuelles. Sa vision globale, qui a fait de lui l'écologiste sans doute le plus influent du XXe siècle, n'était en un sens que le prolongement de son intuition première sur l'interaction des organismes dans le sol. Et il demeure un savant même quand il fait entrer la culture et ses symboles parmi les éléments du milieu qui sont des facteurs de la santé. Des études empiriques, en médecine psychosomatique notamment, lui ont donné raison sur ce plan.

Aussi bien savait-il ramener le balancier vers des causes plus spécifiques quand l'explication par l'environnement global devenait un jeu de l'esprit un peu trop facile. Oui, mais...

Je ne puis ici rendre pleinement justice à René Dubos. Je vous renvoie donc à l'article du *Scientific American*. Je m'arrêterai à un thème qui lui est cher : le réenchantement du monde, ce qui ouvrira la voie à ma conclusion, que vous connaissez déjà. Il me paraît par ailleurs opportun de rappeler que la première responsabilité du savant est de veiller sur l'image du monde qui servira de fondement à tout le système de valeur.

Le thème du réenchantement du monde est aujourd'hui à la mode. Il n'en conserve pas moins tout son intérêt et toute sa pertinence. Faut-il d'abord établir la preuve du désenchantement du monde par la science moderne ? Qui voudrait nier que dans la science moderne l'émerveillement devant le monde a progressivement cédé la place à la curiosité technique ? Comme le précise Lenoble dans *Histoire de l'idée de nature*, un tel état d'esprit ne peut apparaître que si l'homme, dans sa conception du monde, substitue à l'image d'une mère celle d'une machine. On aime sa mère, on ne l'utilise pas. Où nous mettons une géométrie, les hommes du Moyen Âge et de la Renaissance voyaient des valeurs. La nature n'est donc pas pour eux un système de quantités, mais une hiérarchie de qualités. Ces idées sont connues. Qu'il me suffise de rappeler en outre que les erreurs de Pythagore ou de Ptolémée sur le cosmos étaient compensées par une poésie qui transformait en une nourriture pour l'âme ce cosmos qu'on ne savait pas transformer.

Voici, pour illustrer ce propos, un poème de Ptolémée traduit par Marguerite Yourcenar :

> Moi qui passe et qui meurs, je vous contemple étoiles !
> La terre n'étreint plus l'enfant qu'elle a porté.

Debout, tout près des dieux, dans la nuit aux cent voiles,
Je m'associe, infime, à cette immensité ;
Je goûte en vous voyant ma part d'éternité.

Déjà pour le poète anglais John Donne, mort en 1631, l'univers n'était déjà plus que le chaos de forces auquel nous sommes résignés :

Et la philosophie nouvelle sème partout le doute
Le feu primordial est éteint,
Le Soleil perdu de vue, ainsi que la Terre, et nulle intelligence
N'aide plus l'homme à les trouver.
Les hommes admettent volontiers que notre monde est épuisé
Lorsque dans les planètes et le firmament
Ils cherchent tant de nouveautés, puis s'aperçoivent que
Telle chose est à nouveau brisée en ses atomes.
Tout est en pièces, sans cohérence aucune [...]
Et dans les constellations alors s'élèvent
Des étoiles nouvelles, tandis que les anciennes disparaissent à nos yeux.

Tout est en pièces, sans cohérence aucune. On cherchera donc la cohérence dans les sectes et les fondamentalismes. Si la science n'est plus qu'un simple appendice de la technique, c'est là un constat de faillite.

On me dira bien entendu que le savant ne peut ni ne doit forcer sa nature, sa raison et les faits qu'il observe pour présenter une image poétique du monde.

Cela ne lui enlève toutefois pas l'obligation d'utiliser son prestige pour attirer l'attention de ses semblables sur des cohérences plus hautes et plus nourricières que celles des sectes. C'est ce que fait si bien Hubert Reeves.

Le savant est aussi responsable de ses métaphores. C'est peut-être là la plus importante de ses responsabilités parce que c'est uniquement par l'intermédiaire des métaphores que la science atteint la très grande majorité des êtres humains.

La métaphore centrale, celle qui sert en quelque sorte de para-digme à toutes les autres, c'est celle du « Big Bang ». En 1931, Georges Henri Lemaître avait émis l'hypothèse d'un univers commençant sous la forme d'un point concentré d'une température inouïe à un moment zéro. Le chanoine avait utilisé des métaphores comme atome primitif ou grand bruit. Fred Hoyle baptisa l'événement « Big Bang » par dérision, et l'expression est restée.

Mais elle n'est pas restée, hélas ! uniquement par dérision. On peut certes trouver l'expression anodine et y voir une façon pour les savants de faire participer le grand public aux anecdotes entourant leurs recherches; mais on peut aussi s'attrister de ce que la seule vision du monde que notre époque ait à proposer rappelle les explosions de Hiroshima et Nagasaki. Puisqu'on avait le choix des métaphores, pourquoi n'a-t-on pas choisi celle de l'éclosion plutôt que celle de l'explosion, à l'instar de tant de grandes et petites civilisations? Les éclosions renferment toujours de la violence. Cette image n'est donc pas incompatible avec l'idée que la force aurait marqué l'origine de l'univers. Est-on assez assuré de la preuve que tout est le fruit du hasard pour que l'image de l'explosion s'impose à l'exclusion de toute autre?

La biologie est, elle aussi, un vaste ensemble de métaphores. Le mot « biologie », tel qu'il est employé couramment, est lui-même une métaphore, et de la pire espèce, de l'espèce réductrice. Je trouve pour ma part tout à fait inacceptable qu'on appelle « traité de biologie », donc « traité de science de la vie », des ouvrages où seule la vision la plus réductrice de la vie est présentée. C'est un peu comme si l'on appelait « traité de peinture » des ouvrages où l'on ne présenterait que le dessin, négligeant totalement les couleurs.

Et toutes ces images qui, depuis le chapitre sur l'ADN des manuels jusqu'au bulletin de nouvelles télévisé, présentent la vie uniquement sous l'angle d'une mécanique même pas complexe.

Le savant doit veiller sur ses métaphores puisqu'elles sont l'élément de loin le plus important de la science en tant que phénomène culturel qui touche l'ensemble de la population.

Dubos s'est soucié des métaphores de façon exemplaire :

Dans leurs recherches, les savants tendent à éprouver moins d'intérêt pour le caractère unique de la terre, du fait qu'elle se meut dans l'espace en fonction des mêmes lois physiques que les autres planètes. Il est possible que cette banalisation de la terre en tant qu'objet céleste ait joué un rôle dans la dévalorisation de la nature et de la vie humaine. Or la terre a cessé d'être un simple objet astronomique du jour où, voici plus de trois milliards d'années, elle a commencé à engendrer la vie. La preuve visuelle fournie par l'exploration spatiale donne aujourd'hui sa pleine signification à l'image d'Aristote. Bien que la terre ne soit qu'une île minuscule dans l'indifférence illimitée de l'espace, elle est la seule à se présenter, dans le système solaire, comme un jardin enchanté dont les fleurs – les myriades de créatures différentes – ont ouvert la voie aux êtres humains[3].

L'heure est venue d'interpréter le monde.

---

3. René Dubos, *Les Dieux de l'écologie*, Paris, Fayard, 1973, p. 12.

12   *Débat**

PREMIER DÉBAT

Richard Gagné, président de session

Je remercie le professeur Degos d'avoir présenté la communication du professeur Dausset. Comme on peut le constater, cet exposé, tout en étant enthousiaste, suscite un questionnement qui doit avoir lieu. Nous sommes à un tournant, la race humaine est à un tournant, considérant les possibilités, à la fois extraordinaires mais aussi dangereuses, qui s'offrent à nous.

---

* *Note des éditeurs*. Trois débats publics se sont tenus à la suite des communications des spécialistes de diverses disciplines durant ce colloque. Le premier a fait suite à l'exposé de monsieur Dausset, lu par monsieur Degos, qui a répondu aux questions de l'assemblée. Le deuxième a eu lieu en fin de matinée, après les communications de monsieur Dallaire, de madame Knoppers et de mesdames Vandelac et Lippman. Le troisième s'est déroulé en fin de journée, à l'issue des communications de monsieur Pothier, de monsieur Iglésias, de monsieur Villedieu, de monsieur Leclerc et de ses collègues du Groupe de recherche en génétique et éthique du Québec, et de monsieur Dufresne.

Le texte des débats a été établi à partir d'une transcription de l'enregistrement sur bande vidéo. La spontanéité et le style vivant du langage parlé ont été conservés. Les réactions de l'assemblée (rires, applaudissements) ont été indiquées aux endroits opportuns. Des sous-titres ont été ajoutés pour indiquer la thématique de la discussion.

Nous passons maintenant à la période de questions. Monsieur Degos a accepté de répondre aux questions auxquelles monsieur Dausset aurait répondu s'il avait été présent parmi nous.

Interaction gènes-environnement

Participant

Il y a des gènes qui sont déficients, mais qui comportent des avantages. Par exemple l'anémie pernicieuse, en Afrique noire ou chez certaines populations noires, développe une résistance à la malaria. Avez-vous une idée de gènes semblables qui, tout en étant déficients, confèrent aussi des avantages ?

Laurent Degos

Je crois que c'est toujours la question de savoir : « Un gène est-il bon, un gène est-il mauvais ? » Il n'y a pas de gène bon, il n'y a pas de gène mauvais, puisque comme vous venez de le dire, certains gènes que l'on croyait être délétères protègent en fait d'une maladie encore plus grave, du moins en Afrique. Mais, inversement, le gène de l'anémie pernicieuse aux États-Unis, là où il n'y a pas de malaria, est plutôt délétère en fait. Donc, cette même anomalie est tantôt délétère quand on se situe aux États-Unis, tantôt bénéfique quand on se situe en Afrique. Il y a, je crois, une réflexion à faire mais je ne peux pas répondre à votre question précisément.

Y a-t-il ou non d'autres cas – peut-être que certains dans la salle le savent, moi je ne peux pas vous répondre – qui permettraient de pouvoir dire qu'il y a d'autres possibilités d'un gène qui, dans une situation, est bénéfique, alors que dans une autre situation il se trouve maléfique, en dehors des gènes qui protègent de la maladie ? C'est aussi bien l'adaptation de l'homme face à son environnement, c'est-à-dire qu'on ne doit pas considérer le génome en tant que tel, mais le génome face, en fin de compte, à un environnement. C'est pourquoi on ne peut pas dire qu'il y a un gène bon, un gène mauvais, et c'est pourquoi face à tel environnement, à tel moment, telle personne est peut-être plus adaptée qu'une autre face à telle maladie. L'Homme est un tout, et il n'est pas un tout que l'on doit réduire à son génome ou à son environnement, mais il est, en fin de compte, une alliance entre l'un et l'autre. Donc, à votre question précise je ne peux pas répondre, mais peut-être qu'on peut élargir la question en disant qu'il n'existe pas de gènes bons et de gènes mauvais, et que l'Homme ne peut pas se réduire à son génome.

Responsabilité scientifique : acquisition et utilisation des connaissances

Jacques Dufresne

Vous avez dressé, je ne sais pas si c'est un « MURSSSE » ou un « MUR », une cloison très étanche entre ce que vous avez appelé l'acquisition des connaissances et l'application des connaissances. Vous savez mieux que moi que c'est là le sujet d'un débat qui dure depuis longtemps en sciences. Comment pouvez-vous justifier une affirmation aussi catégorique que la vôtre au « MURSSSE » ?

Laurent Degos

La responsabilité scientifique comporte plusieurs niveaux. Il est vrai que le scientifique a une responsabilité face à la connaissance. Et là, il doit apporter la connaissance, sa responsabilité étant de donner une connaissance réelle et véridique. Ensuite, il est vrai que cette connaissance peut être appliquée. Il est vrai qu'on doit faire la part entre la connaissance pure et l'application. Mais vous allez me dire que l'application est une connaissance aussi, c'est-à-dire que telle application, telle ingénierie, en fin de compte, est de la science et aussi de la connaissance.

Mais lorsqu'on constate l'avancée scientifique, on n'a jamais pu arrêter le mouvement de volonté de connaissance. Et c'est vrai que c'est presque instinctif, comme le dit Jean Dausset ; ce qui fait la grandeur de l'homme, ce qui fait son orgueil, c'est qu'il veut en savoir plus. Et là, je crois, on ne peut pas arrêter sa demande de connaissance.

Maintenant, ce qui est beaucoup plus irrationnel, c'est souvent l'application. Et pourquoi l'application est-elle irrationnelle ? Parce qu'il y a d'autres facteurs que celui de la connaissance qui entrent en jeu. Ces facteurs sont ceux du profit, ceux de l'apprenti sorcier : on a quelque chose et on veut s'en servir ! C'est là où il y a des déviations possibles. Notre propos au MURS a donc été à ce niveau-là, au niveau de faire attention à ce qu'il n'y ait pas de déviations qui fassent préjudice à l'Homme.

Il y a un troisième niveau, qui est celui de la politique, c'est-à-dire que, parfois pour des raisons purement économiques, on peut très bien dévier et prendre des décisions politiques, souvent sans avoir pris avis auprès des scientifiques, sans avoir pris l'avis d'autres personnes aussi.

Il y a donc trois niveaux de responsabilité. Chacun des MURS est indépendant et peut penser différemment, chacun reflétant sa culture. En France, nous pensons que la connaissance ne peut pas être entravée. Par contre, là où nous avons plus de capacité de jugement, c'est sur l'application et sur la décision politique.

Je vais vous donner un exemple de ces trois dimensions, celui de la thalassémie en Sardaigne. Les scientifiques connaissent le gène de la bêta-globine. On connaît le gène de la globine. Là, c'est de la connaissance. Il y a ensuite l'application. On a pu projeter de faire un diagnostic prénatal qui relève de l'application. On sait faire le diagnostic prénatal. Et puis est venue ensuite une décision politique : toute naissance en Sardaigne doit être diagnostiquée, c'est-à-dire qu'on doit faire le test chez les deux parents et chez l'enfant. Il y a eu une volonté politique qui a amené comme conséquence l'avortement si le diagnostic de thalassémie est posé.

Il y a donc là trois étapes où on peut très bien avoir une éthique différente. La première, c'est la connaissance. C'est vrai qu'on est heureux de savoir quel est ce gène. La deuxième est de mettre en place les méthodes de diagnostic prénatal, plus ou moins invalidantes, plus ou moins gênantes, plus ou moins dangereuses. Et ensuite, il y a la décision politique qui est celle de faire un diagnostic à toute la population. Pourquoi ? Parce qu'en fin de compte, il y a un problème économique. Il n'y avait pas assez de sang pour pouvoir transfuser toutes ces personnes, il n'y avait pas assez de moyens pour pouvoir mettre un chélateur de fer pour toutes ces personnes. Donc, ça coûtait trop cher, il fallait prendre une décision politique. Vous voyez que là, on peut avoir une réflexion éthique, en fin de compte, une réflexion culturelle, face à ce genre de problème. Nous considérons que, face à la connaissance, on ne peut pas dire qu'on doit la limiter. On doit plutôt adapter les applications et le jugement politique à la culture de la population.

Commercialisation du corps humain

Georges Biname, conseiller juridique au Parlement belge

Je voudrais signaler qu'il existe un certain consensus, en Europe, pour mettre le corps humain hors commerce, c'est une constatation. Une autre constatation, c'est qu'il existe un recours de plus en plus important, de plus en plus urgent, aux organes. On constate également que la Commission européenne assimilera le sang à un médicament dès 1992. On constate aussi que, dans le cas des xénogreffes – des transplantations d'organe animal vers l'être humain –, il y a une notion qui commence à se développer du côté de la science et dans les mentalités. Il y aura également les manipulations génétiques qui viendront apporter une plus-value à cet organe et qui feront probablement l'objet d'un commerce également. Alors je me demande dans quelle mesure ce consensus n'est pas en train d'éclater tout doucement...

Laurent Degos

Vous avez tout à fait raison, et là, vous avez montré la déviation. Le corps n'a pas de prix, c'est une acceptation, et il y a ensuite la déviation transfusion. Il est vrai que ce n'est que depuis quelques années qu'il y a des facteurs qui sont recombinants, facteurs qu'on peut obtenir par simple synthèse du laboratoire, d'autres à partir du sang humain par simple séparation. L'un et l'autre étant concurrentiels, on arrive presque à dire que c'est la même chose, alors que l'un est un médicament et l'autre un produit venant de l'homme. C'est une petite déviation. Vouloir acheter un homme, une part de l'homme, ressemble fort à l'esclavagisme. Et il a fallu du temps pour arrêter cette très malheureuse déviation.

La xénogreffe, par contre – je crois que la xénogreffe n'est pas un don d'homme à homme – c'est un don d'animal à homme, c'est un peu différent. Là où l'on considère qu'il n'y a pas de prix, c'est quand on prélève d'un homme pour une transplantation chez quelqu'un d'autre : c'est un homme qui donne à autrui. La xénogreffe, qu'elle soit un peu plus privatisée, si vous le voulez, ou mise à profit, ce n'est pas du tout la même éthique que celle d'un homme qui donne à un autre homme. Mais la xénogreffe n'est pas une question que nous avons débattue au MURS, et je ne peux pas vous répondre aujourd'hui au nom du MURS.

Modification du génome humain

Participant

Vous avez parlé de devoir modifier le génome humain, et je pense que c'est un objectif louable. La société moderne, avec toute la pollution chimique qui nous entoure, n'est-elle pas en train de modifier le génome humain de façon importante ?

Laurent Degos

Je crois qu'il y a une différence entre le fait de le faire sciemment, de façon volontaire, ou au contraire d'être exposé au hasard à différents environnements. Là, dans le premier cas, il faut se poser une question : « Est-ce que l'homme peut sciemment injecter un gène qui sera transmis à une descendance ? » C'est vrai qu'à l'heure actuelle – et cela est bien dit par Jean Dausset – à l'heure actuelle en raison de nos connaissances, on ne sait pas ce que l'on fait, et donc il n'est pas recommandable de le faire. Mais l'environnement, ma foi, on y est tous exposés... !

André Dallaire, biologiste de Chicoutimi

Il n'est donc pas exclu, selon monsieur Dausset, qu'un jour on intervienne dans le génome humain ?

Laurent Degos

Tout à fait. Il l'a bien dit dans son discours. Et c'est le jour où l'on saura cibler un gène, où l'on connaîtra sa régulation, en fin de compte, qu'on pourra le faire.

André Dallaire

Est-ce qu'on pourra un jour éradiquer certaines maladies héréditaires du génome humain ?

Laurent Degos

Tout à fait. Aujourd'hui, parce que nous n'avons pas la maîtrise de la connaissance et de la technique, il ne faut pas jouer à ce jeu. Le jour où on en aura la totale maîtrise, on pourra peut-être traiter. Mais il l'a bien dit, à l'heure actuelle et dans l'état de nos connaissances, il paraît très dangereux de jouer à changer le patrimoine humain.

DEUXIÈME DÉBAT

Richard Gagné, président de session

Vous conviendrez avec moi que les conférenciers ont amorcé un débat fort intéressant. Il y a des convergences, mais aussi des divergences qui soulèvent des problèmes qui, je pense, sont fort importants. Par ailleurs, je pense aussi que nous avons la capacité de les solutionner ensemble dans un débat de société qui doit avoir lieu et qui doit discuter des questions soulevées par la cartographie et le séquençage du génome humain, thème du colloque multidisciplinaire d'aujourd'hui. Ce débat est donc ouvert.

Éthique des priorités dans l'allocation des budgets de recherche

Carl Seguin, chercheur en biologie moléculaire à l'Université Laval

Il y a des budgets importants qui sont investis pour séquencer le génome humain. Cela pose la question des priorités à accorder dans l'allocation des budgets pour la recherche.

Du point de vue d'un scientifique qui fait de la recherche fondamentale, je considère que cet argent-là est utilisé dans une entreprise qui s'articule sur une approche « bébête » : on va prendre le génome de l'être humain, on va en faire un grand dictionnaire dans lequel il va y avoir des mots sans les définitions... On pourrait utiliser cet argent-là pour favoriser des projets déjà existants et qui s'articulent sur une approche plus rationnelle, basée elle-même sur des observations et des problématiques précises. Déjà on en trouve des gènes, on en séquence des gènes, et à long terme, on aura séquencé le génome humain, le génome des amphibiens et le génome de la souris au complet – et en même temps, on répond à des questions se rapportant à des problèmes précis. Je trouve que la hâte avec laquelle on se lance tête première dans le séquençage du génome humain entier relève à ce stade-ci de la folie furieuse !

Richard Gagné

C'est le point de départ qu'il faut considérer. On peut partir de certains constats, de certaines maladies, de certaines conditions, ou on peut adopter une approche théorique comme c'est actuellement le cas.

Carl Seguin

Je dis qu'il y a des scientifiques qui posent déjà des questions sur toutes sortes de problèmes et qu'on a régulièrement besoin de séquencer un peu d'ADN, on a besoin de connaître la structure de tel ou tel locus. Dans un contexte « organiciste », on peut parler d'éléments géniques mais on doit aussi parler de toutes sortes d'entités biochimiques par lesquelles un élément génique donné prend sa signification par rapport à des phénotypes particuliers.

Mais si on séquence un bout d'ADN qui reste anonyme, parce qu'on ne sait pas ce qu'il fait et quand et où il est exprimé, l'exercice reste en grande partie stérile et relève de l'aventurisme et du sensationnalisme qui n'ont pas leur place en science. Il est plus productif que le séquençage de l'ADN s'insère dans le cadre d'expériences qui vont permettre de trouver la fonction de ce qu'on séquence. Dans ce

contexte-là, je crois plus profitable de favoriser les démarches fondamentales des différents laboratoires dans le monde que de payer pour des
« gros monstres » avec de belles machines de séquençage qui vont favoriser le développement d'une industrie mercantile et capitaliste qui désire
séquencer l'ensemble du génome sous le prétexte, dit-elle, qu'on va
probablement sauver des vies humaines, qu'on va probablement améliorer le pronostic de je ne sais quelles maladies humaines. Cela m'apparaît démagogique, irrationnel et dépourvu d'imagination.

Laurent Degos

Je crois que vous avez raison pour une partie. Vous vous rendez
bien compte qu'il y a aussi un besoin de connaissances. Il est vrai
qu'entreprendre le séquençage depuis la première base jusqu'à la dernière
base de chacun des chromosomes paraît un peu gigantesque et a priori
même « bébête » comme vous l'avez dit. Je crois que ce qui a été décidé
et ce qui est de plus en plus décidé, c'est justement de chercher au
moins les protéines exprimées. Mais là encore, on restera dans des
gènes de structure et non pas dans les séquences de régulation, de trans-
activation, comme vous l'avez dit, qui sont très intéressants. Et c'est vrai
qu'il y a là ce besoin de connaissances qui est lancé, qui est parti, et
dans lequel, ma foi, il y a une participation communautaire.

Mais, d'un autre côté, ce n'est pas parce qu'il y aura ce programme
qui coûte cher, c'est vrai, que le reste doit être supprimé. Par exemple,
pour l'Europe, c'est un budget séparé du budget biologie, c'est un budget
séparé du budget santé, c'est un budget spécifique qui a été ajouté. Je ne
sais pas ce qui est fait au Canada et aux États-Unis, mais en Europe, en
tout cas, c'est un budget qui est à part. On n'a pas supprimé le reste, on
a rajouté quelque chose. Bien sûr, on a rajouté par rapport à quoi ? On
ne sait pas très bien sur quoi ça a été pris. Il semble que le budget a été
pris sur l'ensemble du budget de la Communauté européenne.

Il est vrai que ça peut paraître un petit peu technique, formaliste,
de chercher tous ces gènes. Je sais aussi d'autres réflexions, comme celle
de Ruggiero Ceppellini, qui nous a quittés ; quand il a appris ce projet,
il a dit : « Ce projet est complètement idiot et fou. »

Idiot, parce que, lorsqu'on parle de génétique, on parle diversité
et là vous allez prendre un génome et le séquencer en entier. Or, justement, on ne va pas chercher la diversité, on va chercher au contraire ce
génome d'une personne « représentative ». Si on veut faire de la génétique, il faut chercher plutôt la diversité que de chercher la séquence d'un
seul génome.

Et fou, parce que, comme vous l'avez dit, en fin de compte, ça ne sert pas à grand-chose de séquencer le tout. Mais d'un autre côté – pour répondre à votre appel –, je crois qu'il est utile d'en savoir un petit peu plus sur notre génome et d'en savoir un peu plus sur la cartographie du génome. Et comme on avait dit, d'ailleurs, c'est peut-être par l'animal qu'on accroîtra les connaissances par certaines homologies entre l'un et l'autre. Il y a cette universalité, en fin de compte, du monde vivant. Donc je crois que vous avez raison pour une partie, mais il est vrai qu'il faut aller un peu plus loin dans notre recherche de la connaissance.

Tolérance sociale face à la différence

André Jean, philosophe, ministère de la Santé et des Services sociaux du Québec

Il y a deux concepts que j'ai entendus tout à l'heure dans l'exposé de monsieur Degos et dans celui de monsieur Dallaire. Vous avez – vous me corrigerez si j'ai mal compris – intégré la notion de bonheur à la notion de présence de handicap. Vous avez dit qu'on peut enlever la présence de handicap dans une famille. C'est un point qui me préoccupe dans votre exposé. Par ailleurs, monsieur Dallaire a mentionné aussi la présence du diagnostic prénatal au Québec qui est une pratique assez largement répandue. Il y a un point que j'aimerais ramener sur le terrain, même s'il n'est pas directement lié au génome.

J'ai l'impression qu'à chaque fois que l'on avorte un enfant trisomique 21, ou bébé trisomique 21 – ce n'est pas la question de l'avortement comme tel que je soulève ici, mais l'avortement du trisomique 21 pour ce qu'il est –, j'ai l'impression que c'est l'ensemble de notre concept de tolérance sociale à la différence qui est remis en question. Je suis toujours fasciné par ce que représente le génome, mais en même temps, j'ai aussi une espèce de crainte par rapport à l'ensemble de la tolérance envers les différences qui a été une façon de s'adapter à la présence de la maladie, et qui semble, maintenant, être reléguée au second plan. Je pense – on en discutait tout à l'heure avec monsieur Gagné qui pourra me corriger – qu'il y a des familles dans lesquelles la présence d'un handicapé est une richesse fort importante et j'ai l'impression qu'avec la biologisation progressive de la normalité à laquelle on assiste, il y a toute une conception de l'être humain et de la reproduction qui est en train de changer. J'aimerais avoir votre opinion sur ce sujet, parce que moi... *(Applaudissements dans l'assemblée).*

Louis Dallaire

À l'instar de monsieur Jean, j'ai de la difficulté à saisir le message de monsieur Degos quand il relie la notion de handicap à celle du bonheur. Quant à la notion de tolérance, j'en ai fait un peu mention dans mon exposé. Vous dites que la tolérance disparaît dans la société. Cette tolérance ne disparaît pas réellement. Ce qu'on demande comme clinicien ou généticien, c'est que la société puisse prendre charge d'un enfant handicapé à sa naissance. Le problème majeur vient du fait que nos gouvernements refusent de prendre charge des enfants handicapés comme ils le faisaient autrefois. La prise de position est tout à fait raisonnable, mais la société ne s'y est pas encore adaptée. On a d'abord supprimé le concept d'instituts ou hôpitaux pour enfants malformés. Ceci est tout à fait logique. En fait, l'enfant a été intégré dans sa famille.

Mais l'enfant handicapé a-t-il aujourd'hui accès à tous les soins médicaux ou autres auxquels il a droit ? J'en doute. A-t-on noté au cours des dernières années des efforts pour améliorer cette situation ? J'en doute encore. L'intolérance exprimée par les couples est tout à fait justifiée si leur enfant qui présente un handicap majeur à la naissance n'a pas accès aux soins requis par son état. Évidemment, l'acceptation de cette situation par des couples éprouvés peut être valorisante. Généralement dans les grossesses à risque élevé ou lorsque les patientes ont déjà eu un enfant anormal, les familles vont faire appel au diagnostic prénatal. Si l'enfant est anormal et que la grossesse se rend à terme, le couple aura certainement besoin d'aide. La question que je pose à ce moment-ci de la discussion est de savoir si la société est prête à aider ces couples.

Louise Vandelac

Je tiendrais tout simplement à souligner que j'ai vu bon nombre d'études, notamment en France, sur l'intérêt des avortements sélectifs, sur le plan économique. Et le dépistage, le diagnostic prénatal étaient considérés comme des éléments pouvant permettre, justement, de réduire les coûts sociaux associés à la naissance d'enfants lourdement handicapés. Donc, je pense que les choix de société sont aussi liés à ces types de développement et je pense qu'on ne peut pas faire l'impasse là-dessus.

Louis Dallaire

Pour continuer dans le même ordre d'idées, je refuse de parler d'économie lorsqu'il s'agit de diagnostic prénatal. On ne peut pas faire une juste évaluation du rapport coût/bénéfice. Si on décèle une anencéphalie et que la grossesse est interrompue, vous avez rendu service au couple. Une autre grossesse pourra être envisagée par la suite et le désir d'enfant sera réalisé.

Louise Vandelac

Quand je parle d'économie, c'est pas pour défendre ce genre de perspective économiciste, pas du tout, mais bien plutôt pour souligner que des choix dits « sociaux » sont faits, entre autres, en fonction de ce type de calcul et qu'une partie, éventuellement, des investissements du côté de la génétique sont peut-être légitimés par ce genre de considérations. Il faut peut-être en tenir compte.

Louis Dallaire

D'accord.

Tolérance sociale et cultures

Laurent Degos

Je crois que vous avez tout à fait raison, dans le sens où il y a un côté culturel. En fait, vous savez, une société ne répond pas face à un infirme... Vous l'avez dit, la tolérance est variable d'une population à une autre. Certaines occultent les infirmes et d'autres, au contraire, y trouvent un certain enrichissement. Enfin, il y a différentes manières de pouvoir réagir face à une infirmité. Toutes ces réactions culturelles varient d'un pays à un autre, en tout cas d'une population à une autre. Il est vrai aussi que l'économie joue un rôle parce qu'on a élu certains décideurs, et ces décideurs sont en principe le reflet de la population, bien que, parfois, ils ne le soient pas totalement. Or c'est à nous d'informer la population afin qu'elle fasse un bon choix et que le décideur fasse le bon choix dans la population.

L'exemple que je vous ai donné tout à l'heure est celui de la thalassémie en Sardaigne. En France, on ne propose pas systématiquement le diagnostic et l'avortement des thalassémiques, parce qu'on a de quoi transfuser, de quoi apporter le chélateur du fer. En Sardaigne, ils n'ont pas ces moyens, et il y a une décision politique qui a été prise. Même si la volonté de la population n'était pas pour l'avortement systématique et le diagnostic systématique, on l'a amenée à penser ainsi parce que l'économie a pris le dessus sur la pensée culturelle. Il y a donc une certaine hiérarchie, et c'est là le but d'un mouvement comme le MURS : essayer d'informer une population de telle sorte qu'elle fasse le bon choix suivant ce qu'elle pense. Ça peut être différent d'une population à une autre, mais en tout cas cette population doit être en bonne corrélation avec la décision prise par les politiques et ce qu'elle a envie d'être.

Propriété et « brevetabilité » du génome

Participant

J'aurais une question pour madame Knoppers. Le docteur Rosenberg, aux États-Unis, utilise la carte des gènes pour la thérapie de certains cancers. Quel est le statut des droits associés à cette connaissance génétique ? Les droits de cette thérapie appartiennent-ils à Rosenberg, à l'hôpital, à une compagnie ou à qui ?

Bartha Maria Knoppers

Je ne connais pas vraiment le statut spécifique de monsieur Rosenberg comme chercheur, ou comme médecin, ou comme employé, alors je ne peux pas me prononcer sur un cas sur lequel je n'ai pas l'information nécessaire. Peut-être aimeriez-vous poser une question un peu plus générale ?

Même participant

Eh bien oui ! Le principe est que, supposé qu'on trouve une valeur thérapeutique à un gène, le statut du droit américain est-il tel que la personne qui donne le gène a le droit de propriété et d'utilisation, ou si c'est le chercheur qui a découvert le gène, ou encore la compagnie où il travaille, ou qui ?

Bartha Maria Knoppers

Bien. Jusqu'en 1990, il n'y avait pas de décision sur ce sujet. En 1990, dans l'affaire Moore, contrairement à la décision de la Cour supérieure qui, en 1988, avait reconnu à monsieur Moore un droit de propriété sur ses cellules, la Cour d'appel de Californie a décidé, quant à elle, qu'une personne ne peut pas avoir un droit de propriété sur ses cellules. Vous savez que dans cette cause, c'est en l'occurrence un vendeur de Coca-cola qui, lors d'un traitement pour une leucémie assez rare, a engendré une certaine curiosité scientifique chez quelques médecins chercheurs qui ont, à plusieurs reprises, fait des prélèvements sanguins pour suivre monsieur Moore tout en développant un produit immunologique qui, finalement, leur a rapporté beaucoup de redevances et d'intérêts.

En fait, la question posée à la Cour d'appel était : « Monsieur Moore pouvait-il poursuivre les médecins chercheurs pour avoir utilisé, sans son consentement, ses cellules dans un protocole de recherche ayant des intérêts dans l'industrie ? » Or, si l'on reconnaissait un droit de propriété à l'individu, cela revenait à dire : « Telle personne a une valeur économique parce qu'elle a des gènes très intéressants, alors que telle autre, qui n'a pas de gènes aussi intéressants, ne présente quant à elle aucun intérêt. »

De plus, dans l'affaire Moore, il y avait l'intérêt de l'industrie biotechnologique qui était lié à tout cela. Cette décision de la Cour d'appel était certes assez radicale, mais elle a mis fin, aux États-Unis, en Californie du moins, au débat sur la propriété qu'un patient peut avoir sur ses cellules. Dorénavant, chaque médecin chercheur doit informer le patient, avant même d'obtenir son consentement à l'acte médical, de toute utilisation ou de toute recherche, reliées à l'ADN présent dans ses cellules, qu'il peut être amené à faire avec une partie de son corps ou de ses cellules. En ce qui concerne monsieur Rosenberg, je ne sais pas. À ma connaissance, les chercheurs n'ont jamais eu la propriété de leurs découvertes. C'est une tout autre affaire pour l'industrie qui est liée à la gestion et à la production des résultats scientifiques, par exemple.

Personne concrète et personne abstraite

Jacques Dufresne

Madame Vandelac a critiqué la notion de personne telle qu'on l'utilise dans le vocabulaire officiel de l'éthique et du droit, si je ne m'abuse, en dénonçant le fait que, quand on se réfère à la notion de personne, on sous-entend qu'il y a un corps-objet dont on peut faire ce qu'on veut. Ce corps-là, on ne s'y intéresse pas. On n'a d'intérêt que pour la personne qui, finalement, si j'ai bien compris, tel que vous l'évoquez, est une réalité abstraite dont on se soucie d'autant plus, officiellement, qu'elle n'existe pas en réalité, et qu'on méprise cette réalité.

Je trouve que c'est une réfutation, si ce que vous dites est vrai – je pense que c'est vrai – qui jette par terre tout le discours du professeur Dausset. (Rires dans l'assemblée) Eh bien ! c'est ça le fond du débat, si je ne m'abuse. Ce sont deux positions tout à fait inconciliables, à mon avis. Ce discours basé sur la vieille rhétorique classique des droits de l'homme, non critiquée. Vous faites la critique de cette rhétorique, à mon avis, avec raison. Et je veux savoir, par exemple, quel choix va faire le MURS québécois entre ces deux approches totalement différentes ?

Louise Vandelac

Écoutez, j'ai accepté de participer au MURS dans la mesure où je pense que ce genre de débat doit être mené et que ce sont des questions qui doivent être débattues. Et je pense que notre présence autour d'une même table aujourd'hui est tout à fait significative de la nécessité de mener de tels débats. Donc, pour l'instant, c'est plutôt positif.

Richard Gagné

Je pense, effectivement, que c'est dans ce sens-là qu'il faut voir les choses, comme, par exemple, faire éventuellement l'éducation du public par des publications. Le débat qu'on tient aujourd'hui peut conduire à prendre davantage conscience de ce qui se passe. Ce qui intéresse au plus haut point, ce sont les gènes. C'est l'unicité génique qui sera mise en cause. C'est donc un débat très important.

Participant

Monsieur Dufresne pourrait-il commenter la notion de « personne abstraite » à laquelle il vient de faire allusion ?

Jacques Dufresne

On est obligé de faire de la personne humaine un absolu, parce que dans le contexte où l'on se trouve, au XXᵉ siècle, en Occident, c'est la seule façon de créer un consensus à partir duquel on pourra dire : « Attention, il faut respecter certaines limites, la personne humaine a des droits fondamentaux, il faut respecter ses droits, il faut respecter sa dignité. » Et j'applaudis intérieurement quand j'entends des gens qui prennent cette position parce que, effectivement, c'est le seul garde-fou qui subsiste.

Mais il y a un piège dans cette érection de la personne humaine en absolu : à force de me faire répéter que je suis un absolu, je le crois, je pense que je suis le centre du monde, j'en conclus qu'il est normal qu'on fasse converger toutes les ressources de la planète pour faire durer ma carcasse agonisante quelques jours de plus. Puisque je suis le centre du monde, je vais aller trouver le docteur Dallaire et je vais lui dire : « Docteur ! docteur !, mon arrière-petit-fils (je n'en suis pas encore là...), docteur ! mon petit-fils (je n'en suis pas encore là non plus, je n'en suis même pas au fils...), docteur ! vous devez m'aider à m'assurer d'une descendance digne de moi, puisque je suis le centre du monde. »

Nous sommes tous des rois, dans cette perspective-là, d'où cette rhétorique des droits qui est devenue une maladie dans nos sociétés : tout est droit. Dans l'autre plateau de la balance, du côté des obligations, il n'y a plus rien. Et surtout cette habitude qui se propage, de transformer ses désirs en droits. C'est ainsi, par exemple, que pour beaucoup de gens, avoir des enfants est un droit. Voici donc que la conception de la personne humaine qui a servi à imposer des balises, sert ici à exiger de la technique et de la science encore plus de prouesses discutables.

Il y a une question qu'il faut poser, fondamentale : « Qu'est-ce que l'absolu ? Où est l'absolu ? » Et vous aurez compris, si vous avez suivi tout ce débat, que c'est de la réponse à cette question infiniment naïve que dépend tout le reste. Pour ma part (et là je rejoins encore non seulement Dubos mais tous les grands philosophes de la tradition), et je suis volontiers panthéiste quand j'aborde cette question, je place l'absolu au-dessus de l'être humain, dans ce que les Grecs appelaient le Cosmos, auquel ils attribuaient une âme. C'est pour cela que l'hypothèse de Gaïa me sourit tant. Dans l'idée d'ordre du monde, je crois en tout cas que la royauté de l'homme dans l'univers ne peut plus être considérée comme elle l'a été jusqu'ici dans la tradition judéo-chrétienne. Je ne veux pas ravaler l'homme au rang des animaux, mais je crois que l'heure est venue pour l'homme de faire acte d'humilité. Nous ne sommes pas le centre du monde, nous sommes en interrelation avec toutes les autres espèces. On parlait tout à l'heure de solidarité génétique : elle s'étend à l'ensemble des espèces. Nous ne sommes pas le centre du monde, ma carcasse ne vaut pas un million. J'ai cru comprendre, en écoutant le docteur Dallaire, que, quand il se trouve devant des patients qui exigent des soins qu'il est capable de leur donner, mais qui coûtent cher, votre éthique professionnelle fait que vous dites : « L'argent ne compte pas pour moi, si je peux vous aider, monsieur. » Moi je vous réponds, je vous réponds personnellement – je n'aimerais pas que ça soit l'État qui le dise à ma place, par exemple ! – : « Ma carcasse ne vaut pas un million. »

Laurent Degos

Il faut poser la question à une juriste : du point de vue juridique, la personne existe toujours ?... *(Rires dans l'assemblée)*

Bartha Maria Knoppers

La personne humaine oui, mais elle n'acquiert la personnalité juridique que lorsqu'elle naît vivante et viable. *(Rires dans l'assemblée)*

Louise Vandelac

J'ajouterai, à titre informatif, que les femmes n'ont été considérées comme des personnes, au Canada, que très tardivement ! *(Rires dans l'assemblée)*

Propriété et « brevetabilité » du génome

Georges Biname

Je voudrais juste compléter une information relative à ce dont madame Knoppers parlait tantôt, quant à l'appartenance des gènes, etc. Nous avons, à la Commission européenne, un débat très important sur la brevetabilité des organismes vivants ; nous évoquons par exemple le don de moelle osseuse. Il se pourrait qu'un bon donneur fasse l'objet de culture de ses cellules de manière à pouvoir soigner de très nombreuses personnes. Le problème de l'amélioration de ces cellules et du brevet se pose donc, puisque l'industrie est derrière ce type d'entreprise. Et nous voyons qu'il y a un consensus pour dire : « Ça n'appartient à personne. » Mais c'est menacé de tous les côtés parce que nous sommes au niveau des organismes vivants et que insensiblement on passera à une cellule, toujours pour le bien de l'humanité. On passera insensiblement, mais on y passera quand même.

Bartha Maria Knoppers

Je pense que la gratuité et la solidarité sont les signes d'une civilisation développée. En même temps, on ne peut pas nier le fait qu'une personne humaine n'est pas un objet ou une ressource pour la communauté scientifique. À partir de là, on commence à concrétiser la participation et la valorisation pour un individu donné. On ne peut pas forcer ni faire, à l'insu de la personne concernée, des recherches ou des « dons » à la science et aux industries impliquées. C'est une question d'éducation, de contrôle individuel et de choix.

Cependant, pour décider de ce qu'un patient peut ou non autoriser, on ne peut pas régler la question au cas par cas, clinicien par clinicien, clinique par clinique. D'où l'importance d'exiger des autorisations personnelles sur ce qu'on peut faire, pour quelle période de temps, y compris après la mort de la personne, sans que cela n'aboutisse au rêve d'immortalité, comme on l'a entendu, car ce n'est pas l'individu, mais ses cellules qui sont immortalisées.

Et c'est là que se situe le véritable débat : « Que peut-on faire ou non dans une société donnée ? » Il s'agit d'une question très culturelle, il est vrai. Et c'est pour cela que la reconnaissance, au niveau international, de la nécessité de protéger le patrimoine génétique doit guider toute décision de recherche sur le génome humain ainsi que toute décision des gouvernements, des scientifiques, des communautés, des populations et des personnes concernées. La traduction même de ce principe met en jeu, comme on l'a entendu tout à l'heure, la notion de ce qui mérite d'être protégé, valorisé. Or on se heurte à d'autres problèmes, non seulement socio-économiques, mais aussi de nature discriminatoire, problèmes qui existent déjà dans notre société.

Georges Biname

Exactement, comme vous venez de le dire ! Nous avons une législation sur le don d'organes, dont le principe essentiel est la présomption de solidarité. Est-ce qu'on peut, à un certain moment, parce que nous n'y avons pas songé, imaginer que quelqu'un puisse donner une partie de ses gènes, ou une partie d'une séquence d'ADN, etc. ? Cela a tellement évolué que nous n'y avons pas songé. Dans notre législation nous avons exclu tout ce qui était don d'embryons, don de gamètes, etc., mais vu l'accélération du débat, on peut imaginer que ce soit également au niveau d'une séquence d'ADN.

Inflation des bénéfices du Projet du génome humain

Participant

D'après tout ce que j'ai entendu, il me semble y avoir une inflation considérable sur les bénéfices de cette recherche-là, de ce programme en particulier, et de certaines formes de recherche génétique. Je me demande si ce n'est pas dû en partie à certains chercheurs qui veulent vendre davantage leur recherche en spéculant beaucoup sur les bénéfices éventuels. On lit même ici, dans la présentation de monsieur Dausset : « Les espoirs face à ce projet sont immenses. » Et quand les politiciens, quand les industriels entendent ce commentaire-là de la part de scientifiques, je pense qu'ils ont tendance à croire que les choses sont beaucoup plus près de la réalité concrète qu'elles ne le sont en réalité. Alors on spécule beaucoup sur les bénéfices médicaux, sur la santé, et finalement ce qu'on récolte, ce sont des attentes très fortes de la part du public, des politiciens, des entreprises, et on se retrouve dans un mouvement dans lequel on est entraîné. Je pense qu'il y a peut-être un manque de responsabilité concrète de la part des chercheurs dans ce domaine. Qu'en pensez-vous ?

Louis Dallaire

L'inflation peut être un point noir lorsqu'on parle de commercialisation. Le chercheur vise à produire l'hormone de croissance, l'insuline, ou d'autres enzymes ou protéines qui pourraient améliorer la santé de l'individu qui souffre d'une maladie métabolique. Je crois bien que le chercheur a comme but premier de traiter son patient ou l'individu qui a un déficit héréditaire dans une perspective humanitaire et non pas financière. Je suis tout de même d'accord avec le participant qui souligne les dangers de la commercialisation de la recherche.

Pertinence du Projet du génome humain

Carl Seguin

Je pense qu'en ce qui concerne le séquençage du génome humain – excusez-moi de revenir sur ce sujet –, les scientifiques n'ont pas été consultés. Ça a été décidé quelque part par des gens qui y ont de l'intérêt, mais je n'ai jamais – et quelqu'un en parlait – assisté à un débat parmi les scientifiques sur la pertinence de séquencer le génome humain.

Richard Gagné

Les choses se font en parallèle : il y a le programme de séquençage, mais il y a aussi des scientifiques qui trouvent des gènes en relation avec des maladies. Il y aura des bienfaits immédiats comme le diagnostic précoce de certaines conditions génétiques ; d'autres seront invraisemblables. Tout cela doit apporter une réflexion et de la prudence dans les propos tenus par les scientifiques. Par exemple, le lendemain de la première tentative de thérapie génique, j'ai eu, personnellement, deux appels de mères qui ont des enfants souffrant de maladies héréditaires. Elles me demandaient si cette thérapie serait bientôt disponible pour leur enfant qui souffrait d'une maladie tout à fait différente de celle qui était traitée. Vous voyez que ce sont des choses que le public perçoit rapidement et que le gouvernement saisit très rapidement aussi. Il faut donc être très prudents.

De plus, les recherches actuelles montrent l'extrême complexité de l'interrelation des gènes, anormaux ou non, de telle façon qu'une réponse qu'on croyait être sûre est, le lendemain, beaucoup moins sûre, et le surlendemain, extrêmement moins sûre. C'est donc très difficile parfois. Quoi qu'il en soit, il y a des espoirs qui sont immenses et les approches de thérapie génique faites à l'automne 1991 le montrent déjà, il y a eu un succès, comme l'indiquent les rapports qui ont été publiés. Il y a donc beaucoup d'espoir. Mais il faut être très prudents, c'est certain.

Carl Seguin

Il ne faudrait pas mélanger les termes. La thérapie génique et le séquençage du génome humain sont deux choses différentes. Si l'on veut faire de la thérapie génique, il y a des projets en marche qui sont très pertinents, beaucoup plus pertinents que de séquencer le génome humain. Et il est possible qu'on fasse, à dessein ou non, miroiter des notions comme la thérapie génique avec le séquençage du génome humain, qui sont des choses complètement différentes, dans le but de vendre l'idée du séquençage du génome humain.

Richard Gagné

Effectivement, il ne faut pas mélanger les choses, vous avez raison.

« Conscription » des généticiens, éthiciens et juristes ?

Jacques Dufresne

Puis-je poser une question aux généticiens qui sont ici ? Il y en a, semble-t-il ! Vous allez accepter d'être conscrits ? *(Rires dans l'assemblée)*

Participant généticien

On n'a pas le choix, cher monsieur !

Jacques Dufresne

Vous n'avez pas le choix ?... *(Réactions dans l'assemblée)*

Participant

... Et les éthiciens, ne risquent-ils pas aussi de se faire « conscrire » par les scientifiques... ?

Jacques Dufresne

Je me méfie de la façon dont les scientifiques ont recours aux juristes et aux éthiciens. Vous savez, la philosophie et la théologie étaient en très mauvaise situation dans nos universités il y a une dizaine d'années, à cause justement du triomphe de la science. Voilà que de la science qui les menaçait arrive un appel à l'aide. Nos philosophes, nos théologiens, quittent leurs facultés et entrent dans les facultés de médecine ! Eh bien ! il y a là un phénomène à analyser. Mais une chose qui m'inquiète dans tout cela, c'est que la philosophie et la théologie n'ont de toute évidence rien à gagner en se subordonnant aux sciences, ne serait-ce que par le biais des politiques départementales de nos universités. Les êtres humains étant ce qu'ils sont, ils se reconnaissent plus de dettes qu'ils ne devraient à l'égard de ceux qui les paient, même quand tout cela se passe dans le cadre des universités, où la permanence accordée aux professeurs devrait garantir chez eux une liberté totale.

Je crois aussi que pour les savants, c'est un bel alibi. On nous met devant des faits accomplis, sans nous consulter, et quand on sent venir le danger, on réunit un comité d'éthique qu'on manipule assez habilement d'ailleurs, en général, ou sur lequel on a une influence déterminante, comme Jean Bernard a donné l'exemple déplorable en France – et je pèse mes mots. Et quel bel alibi !

Et quand, en tant que philosophe, je me sens engagé dans cette aventure, je sens que je serais peut-être beaucoup plus utile en pratiquant le cynisme de Diogène, en ne venant même pas à des rencontres comme celles-ci. Et je pense qu'il faut se méfier de ce recours aux éthiciens et aux juristes. Je pense aussi qu'il y a là une raison positive pour laquelle je pense cela, c'est que les scientifiques auraient intérêt à régler leurs problèmes entre eux d'abord.

Éthique des priorités dans l'allocation des budgets de recherche

Carl Seguin

Il y a beaucoup d'argent qui a passé dans ce projet, alors qu'au Canada on coupe les budgets en recherche fondamentale. Mais que peut-on faire ? Les scientifiques ne sont pas des gens qui sortent avec des pancartes et qui descendent dans la rue. Ce sont des gens qui ruminent ces questions dans leurs laboratoires et qui se plaignent entre eux.

Participant

Vous avez une idée des coûts que représente le projet du génome, par exemple aux États-Unis et en Europe ? On prévoit que ça va prendre combien d'années, combien du budget total de la recherche aux États-Unis ?

Laurent Degos

La recherche, à peu près une vingtaine d'années. Le coût s'élève, je crois, à ...

Yanick Villedieu

... un dollar la base ! Trois milliards de dollars ! (*Réactions dans l'assemblée*)

Abby Lippman

Aux États-Unis, c'est deux cents millions par année !

Yanick Villedieu

Le projet global est de un dollar la base : trois milliards de bases, trois milliards de dollars ! *(Réactions dans l'assemblée)*

Abby Lippman

... Et on a dit que c'est un budget supplémentaire. Mais aux États-Unis, ce n'est pas vraiment supplémentaire parce qu'on diminue d'autres budgets pour recherche. Donc, l'optique est « supplémentaire », mais la réalité est différente.

Même participante

Et ça s'étale sur combien de temps ?

Laurent Degos

Sur vingt ans, et dans le monde, c'est-à-dire partagé entre différents pays.

Même participante

Et ça se présente comment par rapport à l'argent investi dans d'autres projets ? Pouvez-vous donner un ordre de comparaison dans le monde ?

Laurent Degos

Pour la Communauté européenne, ça correspond à peu près à la moitié de ce qu'ils donnent pour le reste de la biologie. *(Réactions dans l'assemblée)* C'est donc un addendum d'à peu près 50 % de ce qu'ils donnaient d'habitude et qui part pour ce projet. *(Réactions dans l'assemblée)* Pour la biologie, ce qu'on appelle l'« action biologique » à la CEE, qui est une action qui était assez faible auparavant et qui double chaque année...

Participant

... Sur tout l'ensemble du budget de la Communauté européenne sur la recherche biologique ?

Laurent Degos

Ce qui correspond à très très peu, en fin de compte, par rapport au budget de la Communauté européenne. Dans la Communauté européenne – pour vous le rappeler –, chaque pays prend en charge sa recherche. Donc, ce qu'apporte la Communauté européenne, c'est, grossièrement, une certaine animation. Sa contribution est donc faible pour la recherche. Mais il est vrai que son effort pour le génome humain est un effort important parce qu'elle a voulu donner une impulsion. Pour la biologie elle n'apporte qu'un plus, parce que tout est pris en charge par chacun des pays.

Tolérance sociale face à la différence

Participant étudiant

J'ai cru comprendre, à travers les interventions, qu'il est question d'uniformité et de diversité et que le Projet du génome humain servira un peu à corriger les tares héréditaires ou génétiques. Par exemple l'agoraphobie, la criminalité qui est parfois considérée comme une maladie génétique ou héréditaire, l'alcoolisme qui semble être génétique aussi, l'homosexualité, des cancers et beaucoup de maladies qui peuvent être considérées comme étant des troubles génétiques. Si on veut corriger ces troubles-là, ça laisse un créneau relativement étroit par rapport à ce qui pourrait être socialement acceptable un jour !

Richard Gagné

Vous avez raison. Je disais que les généticiens modernes sont les premiers à défendre les différences individuelles, la diversité. Il est clair que la génétique est la science de la différence, et la richesse de l'être humain réside dans sa diversité. Les généticiens ne veulent pas que tous soient identiques. Ils souhaitent cependant que, si l'on peut pallier des défauts génétiques, on puisse le faire. Cela fait globalement partie de la médecine.

TROISIÈME DÉBAT

Marcel J. Mélançon, président d'assemblée

J'inviterais les conférenciers et conférencières à prendre place pour le débat.

Responsabilité scientifique : acquisition et utilisation des connaissances

Participant

Je voudrais demander à monsieur Dufresne si on ne peut pas concevoir que la connaissance est, peut-être, la forme ultime de la liberté que nous ayons. C'est une manière de faire, de sentir que nous sommes libres d'aller au bout de la connaissance. Autrement, si on ne peut pas aller à la limite des connaissances illimitées qui sont encore devant nous, eh bien ! on n'aurait pas le radium de madame Curie, on n'aurait pas les vaccins de Pasteur, on n'aurait pas quantité de choses. On est allé, au cours de l'histoire de l'humanité, toujours au-delà de l'horizon que l'on voyait pour en découvrir toujours davantage. Et, pour moi, la liberté réside dans cette soif inextinguible de connaissance.

Jacques Dufresne

J'ai lu Spinoza, et je serais volontiers spinoziste sur cette question-là tant je crois que les liens, effectivement, entre la liberté et la connaissance sont étroits. Le débat ne se situe pas à ce niveau-là, à mon avis...

En réponse à votre question, je soulignerais deux choses. La première, c'est qu'il y a bien des façons de toujours dépasser l'horizon. Mais il faut se rappeler aussi qu'il y a bien des horizons possibles, et qu'on ne peut pas tout choisir. Les chercheurs, du moins les chercheurs subventionnés, doivent respecter des limites. Moi, en tant qu'individu totalement libre, je peux effectivement connaître tout ce que je veux. Il n'y aura jamais de limite à ma connaissance. Mais dès qu'un chercheur est subventionné, il est un peu conscrit, qu'il le veuille ou non. Et il doit se soumettre à des choix que la société aura élaborés. Sur le plan purement théorique de l'individu dans l'absolu, c'est clair qu'il n'y a pas de limite à la connaissance. Mais la connaissance dont on parle est une connaissance subventionnée, directement reliée ou indirectement reliée au pouvoir politique, au pouvoir économique, et là il y a des limites qui s'imposent, à mon avis, de façon indiscutable.

Deuxièmement, il y a des choix possibles aussi. À ce propos, René Dubos, que je citais, a bien montré que pendant tout le XIXe siècle, si la science a pu se développer comme elle l'a fait, il n'y avait pas de résultats produits. C'est pour cela que Dubos était si reconnaissant aux sociétés dont les savants ont besoin. Il l'a dit et redit : pendant tout le XIXe siècle, la recherche fondamentale avançait, mais la science tardait à tenir ses promesses pour la société. Et c'est parce que les gens – le plus humble des paysans européens ou nord-américains – croyaient profondément à la science telle qu'elle était orientée, que la science a pu continuer d'évoluer.

Mais si les savants, justement, se coupent, par légèreté, de cette base dans la société, si leur travail ne correspond pas à une approbation profonde de la société – et là je résume les idées de Dubos qui sont aussi les miennes –, s'il n'y a pas cette approbation profonde, c'est la science elle-même, à court terme, qui est menacée.

Intervenant

Un conférencier a affirmé qu'il ne devait pas y avoir de limites à la connaissance, mais seulement dans l'application de ces connaissances. Monsieur Dufresne, qui est un philosophe, pourrait-il s'exprimer sur cette distinction ?

Jacques Dufresne

En effet, une affirmation centrale a été faite par le premier conférencier, le professeur Jean Dausset, et reprise sous diverses formes par d'autres. C'est la suivante : « Pas de limites à la connaissance », sous-entendu « à la connaissance pure », sous-entendu « il existe une connaissance moins pure qu'on peut distinguer de cette connaissance pure ». Donc, « pas de limites à la connaissance pure : les limites doivent être réservées aux applications », ce qui suppose qu'il y a un mur entre les deux domaines, celui de la connaissance pure et celui des applications.

Je ne suis pas un expert en histoire des sciences, ni en philosophie des sciences, mais je crois pouvoir affirmer que le débat sur cette question est ouvert. Et largement ouvert. Des thèses très sérieuses dans l'histoire des sciences nous font voir que, dans bien des cas, c'est la technique qui a précédé la découverte scientifique. D'autres thèses accordent la priorité à la théorie pure. Je vous avoue que je ne vois pas comment on peut fonder quelque éthique que ce soit sur une distinction aussi discutable, qui m'a choqué pour bien des raisons. C'est que, quand on dit « pas de limites à la connaissance », on sous-entend « pas de limites qui viennent de l'extérieur ». Autrement dit, moi, simple citoyen, contribuable, je n'ai pas le droit d'imposer des limites à messieurs et mesdames les Savants et les Savantes. Ils peuvent faire ce qu'ils veulent, étant entendu que l'on pourra toujours imposer des limites aux applications de leurs découvertes.

Nous avons entendu également le mot « démocratie », le mot « liberté », dans presque toutes les conférences de ce colloque. Je présume que les gens qui emploient ces mots savent de quoi ils parlent. Regardons les choses de très près. Dans nos sociétés, le politique est de plus en plus à la remorque de l'économique. Et le succès de pays comme l'Allemagne et le Japon nous montre que l'économique est de plus en plus à la remorque de la technique. Or nous savons que la technique est elle-même de plus en plus à la remorque de la science. Vouloir écarter le grand public d'un débat sur la science et sur les limites à apporter à la connaissance, et sur les orientations à donner à la connaissance dans une société, au nom d'un prétendu instinct de connaissance qui serait un espèce d'absolu, vouloir écarter le grand public de ce débat-là, ça me paraît une aberration. Je me permettrai ici de citer celui qui a été mon maître dans ces matières et qui est devenu un ami : René Dubos. L'un des messages qu'il répétait constamment, c'est qu'on se trompe lourdement dans les milieux scientifiques quand on prétend faire avancer la science sans, en même temps, tenir compte du rythme des sociétés, de ce qu'elles sont prêtes à accepter.

Monsieur Degos parlait de l'instinct de connaissance. Pour ma part, j'ai un instinct de liberté très fort qui fait que, quand on me met devant un fait accompli sur des choses essentielles à la vie – un fait accompli comme la fécondation *in vitro*, il y a quelques années, qui bouleverse notamment les structures de la parenté –, quand on me met devant un tel fait accompli, je réagis en tant qu'être libre qui a un instinct de liberté, et je dis : « Mon instinct de liberté vaut bien votre instinct de connaissance tel que vous l'appliquez. » Et si le débat ne se fait pas vraiment sérieusement, il va se passer ce qui se passe aux États-Unis. À défaut d'avoir un débat sur le plan des idées, les citoyens pratiquent l'achat éthique. On publie de plus en plus de catalogues aux États-Unis, on publie la liste des sociétés, des entreprises pharmaceutiques et des critères éthiques dont elles se servent, qu'elles appliquent, et puis on exprime ses idées par des achats. C'est typiquement américain, mais je préfère les démocraties où les débats se font par la parole, avec des idées, plutôt que dans les centres commerciaux. Je préfère les agoras aux centres commerciaux.

Notion de « thérapeutique »

Louise Vandelac

J'aimerais revenir sur la notion de « thérapeutique » qui a été évoquée par monsieur Bruno Leclerc à quelques reprises, pour souligner que cette notion de « thérapeutique », depuis quelques années, fait l'objet d'une inflation absolument incroyable. On a vu, par exemple, le conseil médical, l'Association médicale canadienne, parler récemment d'« indication médicale » pour le recours aux mères porteuses, et pourquoi pas l'esclavage... ? On reste pantois devant la notion d'indication médicale dans un cas comme celui-là, c'est-à-dire le recours à un tiers parce que quelqu'un a un problème d'infertilité ou de stérilité. De la même façon, on parle de plus en plus de l'insémination artificielle par donneur comme une « insémination thérapeutique ». Là, on a le goût de rigoler, franchement, parce que dans certaines sociétés on prend des amants, ici on prend des médecins. Certes, la technique n'est pas tout à fait la même *(rires dans l'assemblée)*, mais on se retrouve devant une opération cache-sexe qui n'a vraiment rien de thérapeutique, et qui ne soigne surtout pas la personne infertile qui n'est d'ailleurs pas objet de manipulation.

Or, compte tenu que la thérapeutique est la notion même d'indication médicale – et on l'a vu en fécondation *in vitro*, les indications médicales, ça flambe depuis quelques années, il y a un élargissement constant –, ce sont les gens qui sont juge et partie qui, au fond, ouvrent leur marché à partir de la définition de ce qui est considéré comme médical. Dans le champ de la génétique, je trouve que c'est un bien grand risque de considérer que la bride du modèle est laissée sur le cou de ceux qui vont définir ce qui est thérapeutique. On voit dans d'autres secteurs, et par rapport à d'autres applications, ce que cela signifie! J'aimerais bien avoir votre commentaire sur ce sujet.

Bruno Leclerc

Notre communication ne proposait pas que « la bride soit laissée sur le cou » de la communauté scientifique et médicale. Nous demandons aux médecins et aux chercheurs de prendre publiquement position, de préciser selon quelle définition de l'acte thérapeutique ils entendent intervenir en génétique médicale. Par exemple : quand le diagnostic prénatal (présélection) du sexe est-il considéré comme un acte thérapeutique, et quand est-il considéré comme une intervention de convenance?

Cela dit, nous ne croyons pas que la définition du concept de thérapie appartient aux seuls médecins ; au contraire, la définition de la santé et de la maladie est une affaire de culture, et l'encadrement de l'acte médical doit faire l'objet d'une décision de société. Nous pensons que la connaissance des valeurs et des règles déontologiques défendues par la communauté médicale constitue un élément important de la décision à prendre : cela influence nettement le type de normes éthiques ou juridiques à définir. Cela peut faire la différence entre encadrer une pratique médicale et l'interdire.

Pour ce qui est de l'élasticité du critère « thérapeutique » et des risques de dérapage que vous soulignez, ils sont bien réels. De notre point de vue, les risques majeurs de dérapage viennent de l'extension de la médecine à des champs d'intervention qui ne sont plus immédiatement thérapeutiques, au sens traditionnel où la santé et la maladie étaient définies. Ainsi, nous croyons que la génétique médicale peut se développer de manière éthiquement acceptable, dans une perspective où la mission qui lui est attribuée est de guérir et de prévenir les maladies d'origine génétique. Ainsi, nous croyons que les essais de thérapie génique sont actuellement justifiables dans le cas où une atteinte fatale ou gravement débilitante est diagnostiquée, pour laquelle il est évident que la recherche médicale ne pourra pas produire un traitement plus efficace en temps utile. Il faudra bien sûr raffiner la définition du critère thérapeutique et en délimiter la portée en matière de génétique médicale.

Une chose est certaine, cette définition ne portera que sur l'ensemble des dimensions de la santé humaine, telle que définie par l'Organisation mondiale de la santé : on doit s'entendre sur le fait que la médecine n'a pas à intervenir pour règler les problèmes socio-économiques, même s'ils constituent un facteur déterminant de la santé. Le même schéma d'argumentation s'applique au diagnostic prénatal : l'interruption volontaire de grossesse ne peut être justifiée pour de simples motifs de convenance.

Louise Vandelac

Je me permettrais d'ajouter que la thérapeutique a pour fonction de soigner un individu et non pas de l'éliminer. Dans le cas du diagnostic prénatal, par exemple des foetus atteints d'une trisomie, elle a comme fonction d'abord et avant tout de les éliminer, et on sait très bien que sur 100 foetus qui ont été diagnostiqués atteints, 98 ou 99 vont être avortés.

Bruno Leclerc

C'est précisément la raison pour laquelle il faut encadrer la pratique du diagnostic prénatal sur la base d'une définition plus restrictive de la maladie et de l'intervention thérapeutique qui vise à la guérir ou à la prévenir. Je pense que l'interruption volontaire de grossesse à la suite d'un diagnostic de trisomie 21 n'est pas un acte proprement thérapeutique, mais une intervention de convenance. Cela dit, je suis bien conscient qu'il est difficile de faire marche arrière, une fois que la pratique du diagnostic prénatal s'est répandue sur la base de la satisfaction des désirs individuels. Mais le dilemme du diagnostic de la trisomie 21 ne se résume pas simplement à interdire ou à libéraliser la technique. Il faut l'encadrer sur les plans éthique et juridique, et cet encadrement présuppose des décisions de société plus globales : quels droits réels reconnaissons-nous aux personnes handicapées intellectuelles, quels services sommes-nous prêts à garantir à leurs parents et à leurs éducateurs ? Ce sont ces décisions fondamentales qui donnent tout leur sens à la notion de thérapeutique et à l'intervention médicale.

Recherche sur les animaux

Madeleine Laroche, professeure de philosophie

Je m'adresse à monsieur Pothier. Voilà, vous avez, tout à l'heure, présenté deux attitudes qui sont tout à fait le portrait de ce que nous vivons dans le milieu. J'enseigne à des jeunes qui sont ouverts à tout – ça veut dire aussi bien à la manipulation génétique, précisément, qu'à une sorte de morale, qu'à une sorte de valeur de liberté en général. On se retrouve maintenant avec quoi ? Vous avez manifesté tout à l'heure que, d'un côté, vous êtes mal à l'aise devant le fait qu'on puisse manipuler génétiquement le génome humain, et, de l'autre côté, vous voyez la nécessité d'agir avec liberté, c'est-à-dire qu'il faut que le chercheur trouve des réponses. Comme disait Heidegger, le principe de raison nous commande de trouver des réponses à chaque chose qu'on découvre. À chaque chose qu'on découvre il y a une nouvelle réponse qui nous amènera à de nouvelles questions pour lesquelles on trouvera effectivement de nouvelles réponses, et c'est comme ça que l'esprit humain a évolué comme il l'a fait. Nous sommes tous d'accord là-dessus.

Mais voilà, si l'on ne permet pas de recherches pratico-pratiques comme vous en faites pour voir comment les choses se passent, on n'aura pas de réponses nouvelles. Ou alors on va les permettre, mais en catimini, et là on aura, comme vous l'avez manifesté tout à l'heure, le désir de trouver un commanditaire, par exemple, je ne sais pas, une compagnie américaine qui est intéressée à la recherche qu'on fait, qui veut subventionner non pas le méchant garçon qui fait de la manipulation, mais le chercheur qui a besoin de trouver des réponses et qui a besoin de financement en ce sens.

Jusqu'où va-t-on aller, de quelle façon va-t-on parvenir à délimiter à la fois le droit d'atteindre cette connaissance et le devoir de ne pas dépasser des limites qu'on ne devrait pas franchir ? À un moment donné ça passera, et on va voir des compagnies qui sauront faire la mise en marché – monsieur Villedieu nous en parlait tout à l'heure. On a un savoir-faire de la mise en marché qui ne laisse plus l'individu choisir librement. La société est amenée à vouloir consommer telle chose parce qu'on lui dit: « Voilà, ceci est rendu disponible. » Je ne vais pas plus loin. Vous êtes apte à répondre à ces questions que je me pose.

François Pothier

Je ne suis que partiellement capable de répondre à vos questions. Ceci rejoint un peu les propos que tenait tantôt monsieur Dufresne. Je vous dirais bien que dans tout cela, j'en fais mon *mea culpa*. Je suis petit, je ne suis que celui qui fabrique des transgéniques au centre hospitalier de l'Université Laval à Québec. On est peut-être six ou sept, au Québec, à utiliser cette approche. Évidemment, je savais pertinemment qu'en présentant les animaux transgéniques que je vous ai montrés – c'était voulu –, j'allais possiblement me faire crucifier ! *(Rires dans l'assemblée)*... Et encore, il ne s'agit là que de la pointe de l'iceberg, puisqu'il paraît en moyenne dix publications par semaine à travers le monde qui impliquent l'utilisation d'animaux transgéniques. J'ai vu lors de certains congrès scientifiques des souris transgéniques en fort mauvais état.

Ce que je peux vous dire, c'est que, personnellement, ma démarche en est là actuellement. Est-ce que j'aurai l'envie de revenir en arrière ? Qu'on me donne une chance. J'ai entrepris une démarche qui m'a amené jusque chez l'humain. Il est certain qu'on y pense, il est certain que ça ne laisse pas indifférent, des souris dans cet état, elles ressentent probablement une certaine souffrance. Mais en même temps, si je veux être logique avec la formation que j'ai reçue, avec l'éducation que j'ai eue, avec le choix de carrière que j'ai fait, c'est le meilleur moyen pour aller au bout de l'expertise disponible. Si l'on n'utilise pas des souris transgéniques, on passe à côté de quelque chose d'important et on n'est plus en compétition, parce que c'est le meilleur outil dont on dispose pour le moment. Et j'aurais beau transfecter des oncogènes dans les cellules, je n'aurai pas de réponses intéressantes sur le cancer. D'ailleurs, il est démontré que dans le cas de plusieurs gènes, si vous prenez un gène et que vous le transfectez dans des cellules en culture, il ne se comporte pas de la même manière que s'il est introduit dans des animaux transgéniques. Donc, il y a des différences. On est plus proche de la vérité en utilisant des animaux transgéniques.

Logiquement, tout dans ma formation m'amène à utiliser ce système. C'est un train électrique... à la fois captivant et excitant. Excitant de produire de telles souris et excitant de voir le résultat : « Est-ce que le foutu gène va nous donner la réponse ? Est-ce que ça va donner un phénotype ? » Excitant, je le reconnais. Mais ça ne m'a pas empêché de faire quand même certaines réflexions et de m'arrêter là où je me suis arrêté. Encore une fois, comme le disait monsieur Villedieu, il y a probablement des gens qui, actuellement, microinjectent dans des embryons humains. Je ne vois pas pourquoi il y aurait des barrières. On parlait de démocratie. Là où il y a des règles, il faut qu'il y ait une démocratie. Dans les pays où il n'y a pas de démocratie, il se peut très bien que ces règles n'existent pas. Ce serait utopique de vouloir établir, jusqu'à un certain point, des règlements à l'échelle mondiale qui diraient « il ne faut pas », parce qu'on sait très bien que ça va se faire quelque part.

Effectivement, il est peut-être nécesssaire de mettre en place des limites. Je me suis fait dire que j'agissais en hypocrite lorsque je disais : « Ah, non, il ne faut pas toucher à l'humain » et puis, pendant ce temps-là, eh bien ! on continue chez l'animal. Évidemment, il y a les buts visés... Encore une fois, qui n'a pas envie de créer un modèle pour étudier et éventuellement guérir le sida, qui n'a pas envie de découvrir une thérapie pour le cancer ? Qui n'a pas envie de dire : « Oui, c'est ce gène-là ! Arrêtez de boire du café et vous n'aurez pas de cancer du colon... » Donc, on a envie de ça, nous aussi. Mais c'est « tiraillant », je l'avoue.

Responsabilité des scientifiques

Jacques Dufresne

J'ai dit tout à l'heure que je suis passé d'un sentiment extrême à l'autre pendant cette journée, et je suis passé d'un sentiment extrême à l'autre en écoutant en particulier le docteur Pothier qui vient de nous parler de ses expériences sur les souris notamment.

Il se trouve qu'il y a quelques années, un de mes amis de l'hôpital Saint-Luc, médecin, m'invite à visiter le laboratoire où il faisait les recherches en vue de transplantations du foie sur des sujets humains. Cet ami avait pris la décision de m'inviter parce qu'il savait que la critique de ce qu'ils font allait venir de moi éventuellement, si jamais elle devait venir. Il a fait de la médecine préventive en m'invitant. Et alors, à ma grande surprise, en entrant dans leur laboratoire, j'aperçois dans des salles blanches, sans fenêtres, des chiens de la même race que le mien, à qui on avait coupé les cordes vocales pour qu'on soit sûrs que, s'ils souffrent, au moins les humains qui les manipulent ne souffriront pas en les entendant souffrir. Je vous avoue que ça m'a fait un choc terrible, que je n'ai pas réfléchi une seconde, la cause était entendue pour moi. Ma réaction immédiate a été de dire : « Mon foie ne vaut pas un chien. » J'ai eu une réaction viscérale, immédiate. Je ne dis pas que je ne suis pas revenu, par après, sur cette réaction, mais je dis qu'il ne faut pas sous-estimer, dans nos sociétés, l'importance de cette réaction viscérale.

Savez-vous ce que j'ai fait ensuite ? Je suis un organisateur de colloques. Eh bien ! j'ai organisé un colloque sur l'homme et l'animal, justement pour réfléchir sur ce que je venais de vivre, et parce que je trouvais que la société québécoise était en retard, sur ce plan-là, par rapport à la société anglaise ou américaine. Et je suis donc, indirectement, responsable de ce que certains d'entre vous allez devoir supporter dans vos laboratoires : j'ai fait venir de Toronto à notre colloque des gens qui font des descentes illégales dans des laboratoires, parce qu'ils ne peuvent pas supporter que des animaux souffrent comme ils souffrent.

Je ne veux pas me prononcer sur cette question-là. Il me reste encore un fond de cartésianisme tel que je n'ai pas la même compassion pour l'animal que pour l'être humain. Mais je crois que c'est une question tout à fait fondamentale. Il ne faut pas penser qu'on l'a esquivée en réduisant la réaction des gens à ce qu'elle a été chez moi, c'est-à-dire viscérale. Il y a des réactions viscérales qui se sont révélées importantes au cours de l'histoire. Mais, par-delà cette réaction viscérale, il se pose une question fondamentale. Certains d'entre vous le savent peut-être, j'ai été parmi ceux qui ont lancé le débat au Québec sur les nouvelles techniques de reproduction. Savez-vous comment j'en suis venu à réfléchir sur le sujet ? Eh bien ! c'est un ami, professeur à l'École de médecine vétérinaire de Saint-Hyacinthe, qui est venu me voir à la maison, à 150 kilomètres de chez lui. On venait de réussir à diviser des embryons dans son laboratoire et un médecin, un Américain, un chercheur américain, généticien de médecine humaine, est venu observer leurs travaux. Et en guise de remerciements, en les quittant, il leur a dit : « Dans un ou deux ans, nous vous aurons rejoints ! »

Cet ami, chercheur en médecine vétérinaire, m'a dit : « Il faut que quelqu'un fasse un débat sur la place publique, je commence à me sentir responsable de ce qui risque de se passer chez les humains. » Je lui ai dit : « Vous avez parfaitement raison, monsieur, parce que, depuis le XVIᵉ siècle – du moins d'après ce que m'a appris Philippe Ariès –, à peu près tout ce qui s'est passé dans les rapports de l'homme avec l'animal sur le plan de la reproduction s'est passé ensuite dans les rapports des hommes entre eux. Par exemple, la rationalisation des naissances a commencé par les troupeaux au XVIᵉ siècle et ce n'est qu'au XVIIIᵉ siècle qu'elle est devenue pratique courante dans les familles humaines.

Je ne tirerai pas une loi générale de ces observations, la question est complexe, parce que dans certains cas les expériences sur les humains devancent maintenant celles qu'on fait sur les animaux. Mais je crois qu'il faut affirmer avec force que le lien entre les expériences sur les humains et les expériences sur les animaux est tel que les gens qui font des expériences sur les animaux portent une très lourde responsabilité. Et ils doivent le savoir. Je l'ai bien senti, en écoutant monsieur Pothier, que cette question, il se l'était posée, peut-être de façon beaucoup plus aiguë que je me la pose, étant donné ce qu'il vit tous les jours. Mais j'avoue que j'ai peine à comprendre comment ce monsieur peut faire preuve d'une si subtile, si fine sensibilité, quand il s'agit des êtres vivants humains, et faire preuve d'un cartésianisme qui me paraît aussi étonnant, quand il s'agit des êtres vivants de catégories inférieures. Je pense qu'il y a là des concepts à réviser sur ce qu'on appelle « êtres vivants de catégories inférieures ».

Cela dit, encore une fois, j'ai plus de compassion pour les humains que pour les animaux. La responsabilité de première ligne appartient à celui qui fait les expériences sur les humains, c'est indiscutable. Une responsabilité de deuxième ligne, à mon avis tout aussi fondamentale, existe chez ceux qui s'adonnent à la connaissance pure, à la recherche pure, ou chez ceux qui travaillent sur les modèles animaux.

Patrimoine génétique et solidarité génétique

Michel T. Giroux, philosophe et avocat, Collège Notre-Dame-de-Foy, Québec

Ma question s'adresse à monsieur Leclerc. Vous avez, tout à l'heure, parlé du concept de « patrimoine génétique ». Le patrimoine génétique, c'est quelque chose qui est involontaire en nous. Vous avez parlé ensuite de « solidarité génétique ». Ça, c'est différent. La solidarité, il faut la souhaiter. Cependant, on ne sait pas trop ce qu'elle signifie en particulier. Si je suis solidaire génétiquement d'un autre, quelles sont mes obligations ? Je ne suis pas qu'un être de droits, je ne suis pas qu'un être de devoirs non plus. Qu'est-ce que cela signifie, concrètement, dans la situation de quelqu'un qui a un problème génétique ? Qu'est-ce qu'on fait alors, quand on est solidaire ?

Bruno Leclerc

La distinction que vous faites entre les notions de « patrimoine génétique » et de « solidarité génétique » est pertinente. Je me servirai donc de votre distinction comme point de départ à mon intervention. L'idée de solidarité génétique sur laquelle nous travaillons part d'une constatation de fait : tous les individus sont porteurs d'anomalies génétiques plus ou moins graves, de gènes de susceptibilité. Le patrimoine génétique dont nous héritons est toujours imparfait. Cet état de fait devrait, à notre avis, être confirmé par les connaissances acquises dans le cadre du projet de séquençage du génome humain. L'imperfection génétique constitue en quelque sorte un dénominateur biologique commun entre les individus. Nous sommes égaux dans l'imperfection génétique.

Conséquemment, la personne atteinte ou porteuse d'une maladie génétique n'est pas essentiellement différente des autres, elle n'est pas moins intègre, moins complète ou moins humaine que les autres. La personne qui consulte en génétique médicale peut être porteuse d'une anomalie génétique spécifique plus grave que la moyenne, qui cause une maladie mortelle ou gravement débilitante rare, comme la chorée de Huntington. Mais cette personne est investie de la même qualité juridique et morale que les autres.

Le premier sens de la solidarité génétique est l'engagement de la communauté envers les personnes affectées par des anomalies génétiques graves : l'engagement à offrir les soins médicaux nécessaires et à respecter le désir d'enfant et les choix procréatifs. En retour, la personne à risque ou identifiée comme porteuse d'une anomalie génétique sérieuse s'engage, sur le plan moral, à assumer ses responsabilités envers ses enfants et envers sa famille.

Michel T. Giroux

Cela impliquerait-il, par exemple, qu'une équipe médicale pourrait imposer certains types de comportement aux proches de quelqu'un qui a un problème héréditaire ? La solidarité génétique va-t-elle jusque-là ? Comprenez-vous ma question ?

Bruno Leclerc

Pourriez-vous préciser l'expression « certains types de comportement » ?

Michel T. Giroux

Oui, très simplement : une équipe médicale peut suivre une personne donnée au point de vue génétique. Peut-elle demander, exiger des membres de sa famille de subir les examens de même type que cette personne, qui a supposément une déficience génétique, pour l'aider ? C'est quelque chose qu'on m'a rapporté.

Bruno Leclerc

Non. L'exemple que vous apportez se situe à l'inverse de l'attitude exigée par la solidarité génétique telle que nous voulons la définir. L'idée de solidarité génétique ne fait pas peser d'obligation légale sur la personne à risque ou sur les membres de sa famille, par exemple une obligation de se soumettre à des tests de dépistage ou de diagnostic prénatal.

S'il y a une obligation, elle est d'ordre proprement moral, et elle porte sur la nécessité de prendre en considération l'intérêt d'autrui, de ses proches, de l'enfant à naître, avant de décider de se soumettre ou non à un test de dépistage. La personne à risque doit donc considérer l'intérêt d'autrui parmi ses critères majeurs de décision, mais cette décision reste la sienne, elle conserve sa liberté de choix.

Nous croyons que les mesures éducatives peuvent suffire à responsabiliser les personnes en matière de santé génétique. Les mesures coercitives ou les suspensions de certains droits et libertés de la personne ne se justifient qu'en cas d'urgence ou de menace très grave pour la santé publique. Or il n'y a pas urgence en matière de santé génétique. Il n'y a pas nécessité impérieuse d'intervenir par la force. L'appel à la solidarité par des mesures éducatives, hors de toute pression économique, suffit à responsabiliser les personnes, dans le respect de la liberté de choix.

Table des matières

Cet ouvrage a été composé
en caractères Times
par Mono-Lino inc.
de Québec, en mai 1992.

Achevé d'imprimer
en mai 1992 sur les presses
des Ateliers Graphiques Marc Veilleux Inc.
Cap-Saint-Ignace, Qué.